再発・転移

治療が難しいがんがなぜ治ったのか？

世界の学術誌に掲載された「統合療法」でがんは治る時代になった

医師 前山和宏 監修

平原社

まえがき

がん治療は統合医療で行う時代

がんをめぐる医療は大きく変わりつつあります。

ロボット技術やＡＩの導入、オプジーボ等の免疫療法の活況、ゲノム医療やプレシジョン・メディスンの示す未来への方向性など、凄まじい技術革新が進んでいます。ＳＦ小説やハリウッド映画のような医療現場が、まさに実現しようとしています。

こうした技術によってがん治療はいっそう進歩し、がんになっても治る時代になっていくと思います。その進歩の中には、補完代替療法も入っています。がん患者さんの半数以上が補完代替療法を取り入れ、自身の治療の助けにしている現実があります。中でもサプリメントの向上は目を見張るものがあります。かつてサプリメントは不足した栄養を補うものでしたが、今では栄養食品と医薬品の中間的な位置づけになっています。もちろん高品質のサプリメントに限定してではありますが。

例えば今、多くの製薬メーカーがサプリメントを研究開発し、製品化しています。医薬品だけでなくサプリメントも、医療と健康にとって重要な存在になりつつあるのです。病気を治すのが医薬品だとしたら、病気を予防し、治療をサポートするのがサプリメントという時代です。

がんも例外ではありません。医学治療だけではなかなかうまくいかない場合に、治療を助け、効果を高める抗がんサプリメントの存在は欠かせない存在になりつつあります。

本書でご紹介しているアントロキノノール含有エキスは、まさにそうした抗がんサプリメントです。しかもこの物質はがん治療の最先端、新しい抗がん剤開発の中から誕生しました。抗がん剤の研究開発を進めながら、並行してサプリメントに転用するという極めてユニークなプロセスを経ています。結果、その薬理作用はがんの縮小や消失を後押ししながら、抗がん剤のような副作用を持たないという理想の働きを示しています。

これからはがんの治療もこうした補完代替療法を取り入れ、統合医療で進めていくことが賢明なのではないかと思います。その方が患者さんの負担は軽く、治療を継続しやすく、かつ治療効果が上がりやすいのです。

この本が、がん患者さんの今後の治療選択のヒントになれば幸いです。

第1章　再発・転移があってもがんが縮小・消失した人々

第2章　あなたが治らないはずがない

変わるがん治療　変わる社会

がん最新情報　ここまでわかったがんのメカニズム

第3章　がん治療はここまで進歩した

第4章　統合医療なら治るがんはもっと多い

アントロキノノールの3つの抗がん作用

第7章 アントロキノノール含有エキスに関するQ&A

第1章

再発・転移があってもがんが縮小・消失した人々

臨床試験の総改善率70％

これまで複数の国の研究者が、台湾、米国及び東南アジア等の地域において、計１９８名の患者を対象にアントロキノノール含有エキスを3か月以上経口投与し、治療効果についての観察、研究を行いました。対象となったのは肺がん、肝臓がん、前立腺がん、胆嚢がん、多発性骨髄腫など様々な患者です。

これらのがんの全てにおいて、寛解（治癒と同様の状態。がんによって5年から10年再発がなければ完全寛解と見なされる）した例がありました。１９８名の臨床例のうち、寛解は８名、部分寛解は１１９名、転移がん寛解は12名で、総改善率は70％という結果です。

この臨床試験に参加した方たちの経過をご紹介します。

がんのタイプ	使用人数	寛解	部分寛解	転移がん寛解	改善(%)
肺がん	120	3	71	3	64
肝臓がん	31	2	18	1	68
乳がん	10	0	6	4	100
前立腺がん	6	1	2	3	100
膵臓がん	4	0	3	0	75
大腸がん	5	0	3	1	80
腎臓がん	4	0	3	0	75
胆嚢がん	4	1	0	0	25
多発性骨髄腫	2	1	1	0	100
子宮がん	2	0	2	0	100
卵巣がん	2	0	2	0	100
膀胱がん	2	0	2	0	100
リンパ腫	2	0	2	0	100
脳腫瘍	3	0	3	0	100
中皮腫	1	0	1	0	100
合計	198	8	119	12	70

症例1　肺がん

Tさん　60歳男性

台湾の大手生命保険会社の社長であるTさんは、2005年12月の定期健診を受けたところ、がんマーカーのCEAが異常な値を示していました。値は15ng／dl（標準値は5ng／dl）です。その医院で更に検査を行ったところ、特に異常はなく、毎月定期健診をすることとなりました。

半年後の定期健診（2006年6月）ではがんマーカーのCEAが断続的に上昇していたので、台北のある大病院を紹介されて受診。レントゲン撮影の結果、進行した肺がんと診断されました。

緊急手術が行われ胸を開いてみると、レントゲンで見つかった2センチメートルの2個のがんのほかに、左肺葉と胸膜に転移が見つかり、医師はなすすべがなかったということです。そして医師は家族に、余命数か月と宣告しました。

2006年7月、Tさんは化学療法を開始しました。Tさんは常に前向きで、家族、

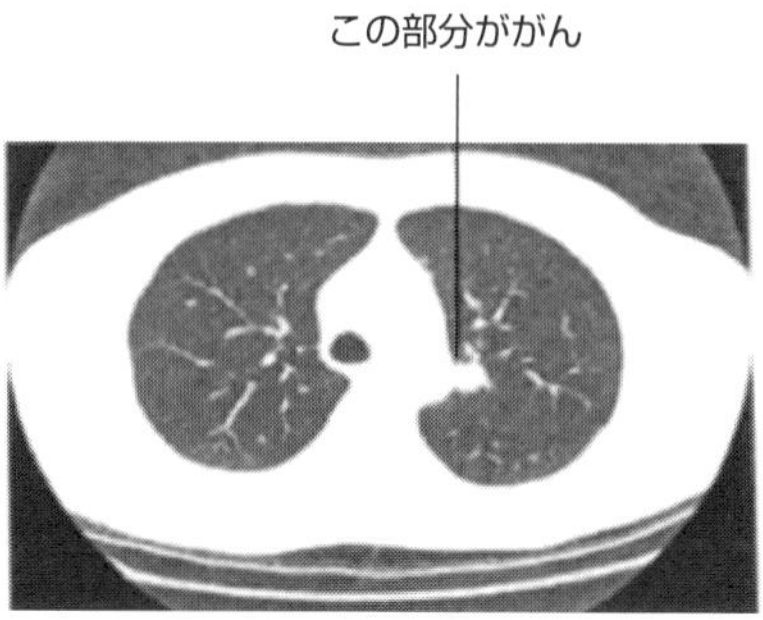
この部分ががん

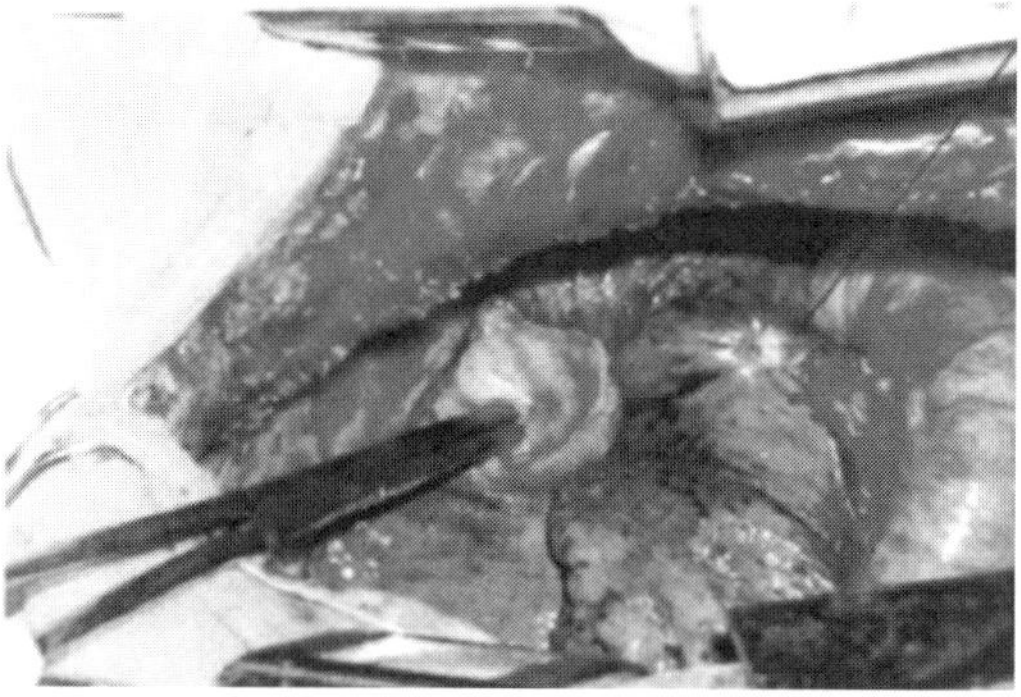

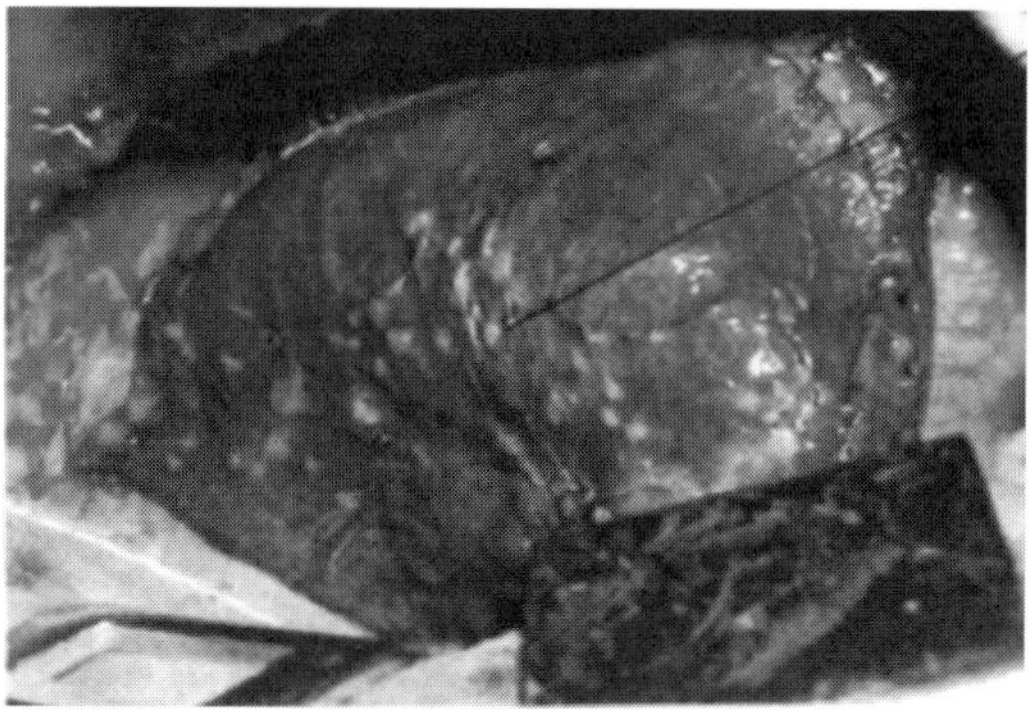

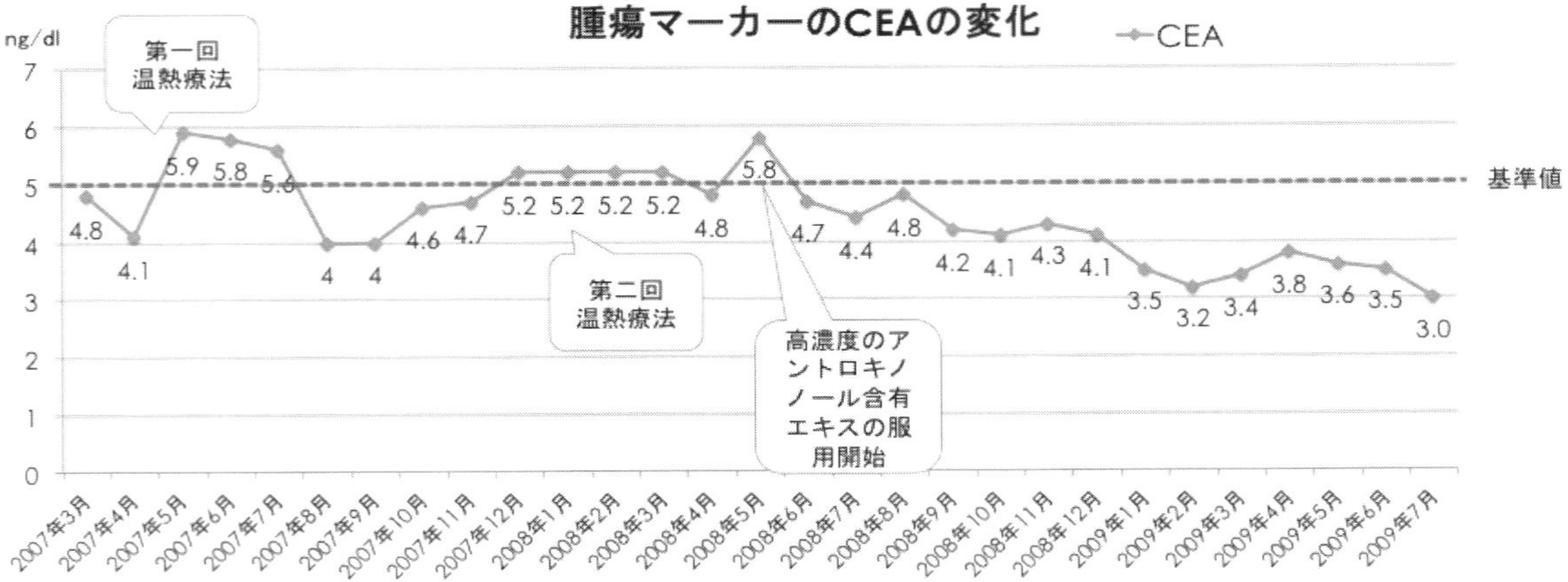

約９ヶ月間、毎日高濃度アントロキノノール含有エキスを服用、
腫瘍マーカーが連続６ヶ月 5ng/dl を下回る

友達、同僚が見守る中、また医師の治療の下で病気をコントロールしていました。一年半、分子標的薬による治療などを受けました。しかしがんマーカーのCEA値の動きは激しく、がんの安定化には至りませんでした。

２００８年、Tさんは友人の医師の紹介で、アントロキノノール含有エキスの摂取を始めました。継続して摂取しながら毎月定期健診をしていたところ、病状は次第に改善されていきました。そして1年後の２００９年7月24日の検査で、がん細胞は検出されなくなりました。他の検査の数値も安定しました。

症例2

肝臓がん肺転移

Sさん　70代女性

Sさんはアントロキノノール含有エキスを服用してがんを克服した方です。Sさんの娘さんはその経験を共有したいということで、お手紙をいただきました。

Sさんは糖尿病の悪化による腎不全の透析治療患者ですが、ある時の検査で肝臓に8センチ大のがんが発見されました。娘さんが探し出した有名な医師が手術を執刀し、肝臓のがんを切除した後、手術後3か月の定期検査では状態は良好でした。

しかし、4か月後に肺に転移したがん細胞がみつかりました。

医師との相談の結果、全額自己負担による肝臓がん分子標的薬のネクサバールで治療することを決めました。費用は毎月5200アメリカドル（約52万円）です。ネクサバールでは3か月寿命を延ばす効果しか得られませんが、他の治療法は見つかりませんでした。

ネクサバールを服用して6週間後、肺のレントゲンでは細かいがん細胞が点在して

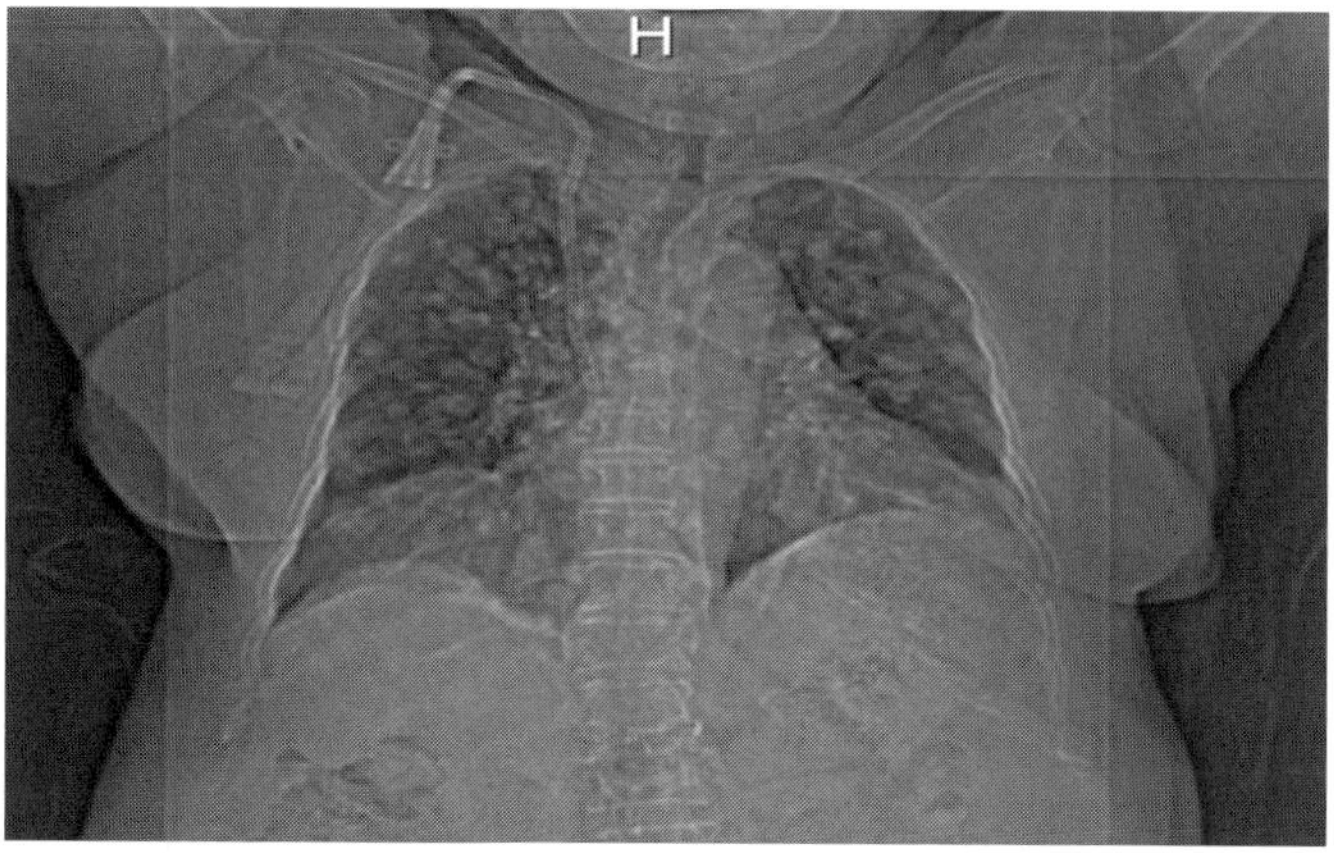

2011/5/2 病院で肝臓がんの肺転移を確認。肺内のポツポツしたものが転移性のがん

いました。

2011年7月10日から、アントロキノノール含有エキスを服用開始。予想外の奇跡が起こりました。1か月もたたない2011年8月3日に再度レントゲン検査をした際に、担当医師はとても驚いた様子で「肺のがん細胞がすべてなくなっている」と言いました。Sさんも再度レントゲン画像を確認しました。確かにがんの姿は画像のどこにも見当たりませんでした。

主治医曰く、末期がん患者のがん細胞が、数週間という短い期間で消えるのは見たことがないとのこと。経過からいえばアントロキノノールの効果と考えるほかありません。

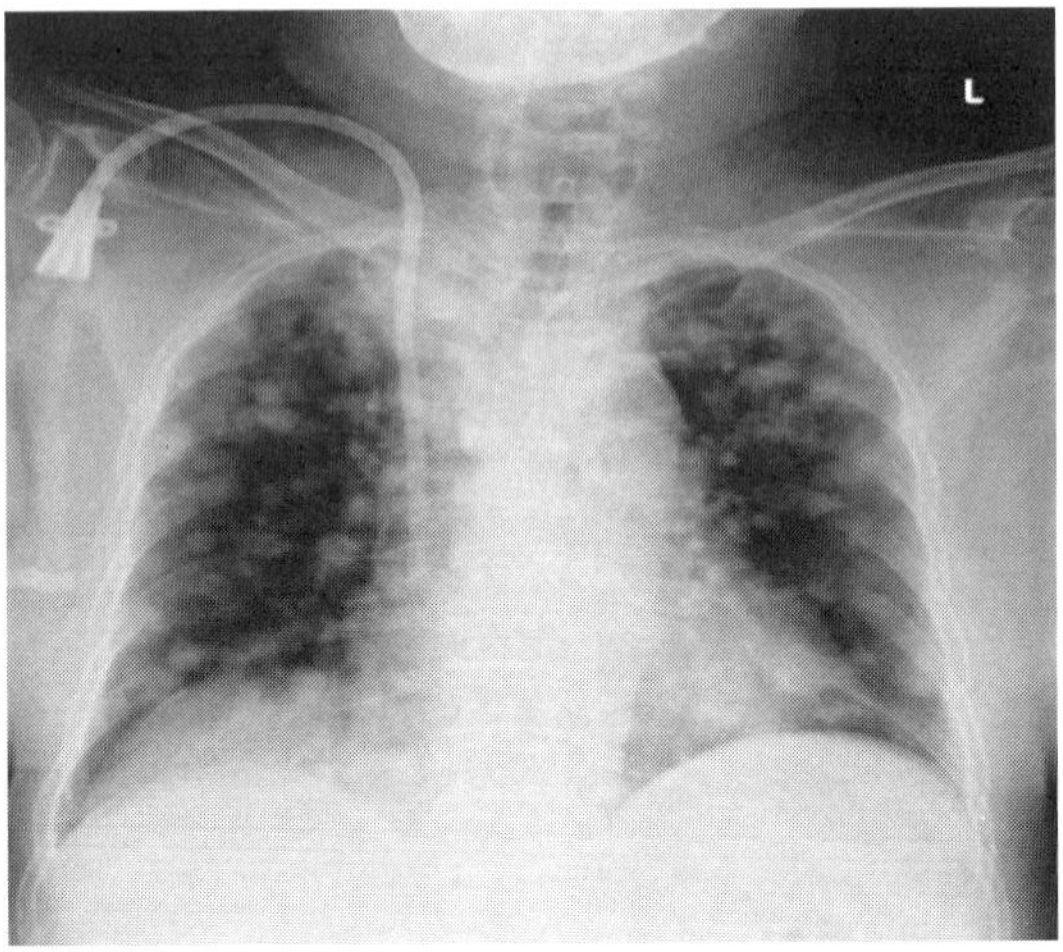

2011/6/11　分子標的薬ネクサバールを服用後がん細胞を確認

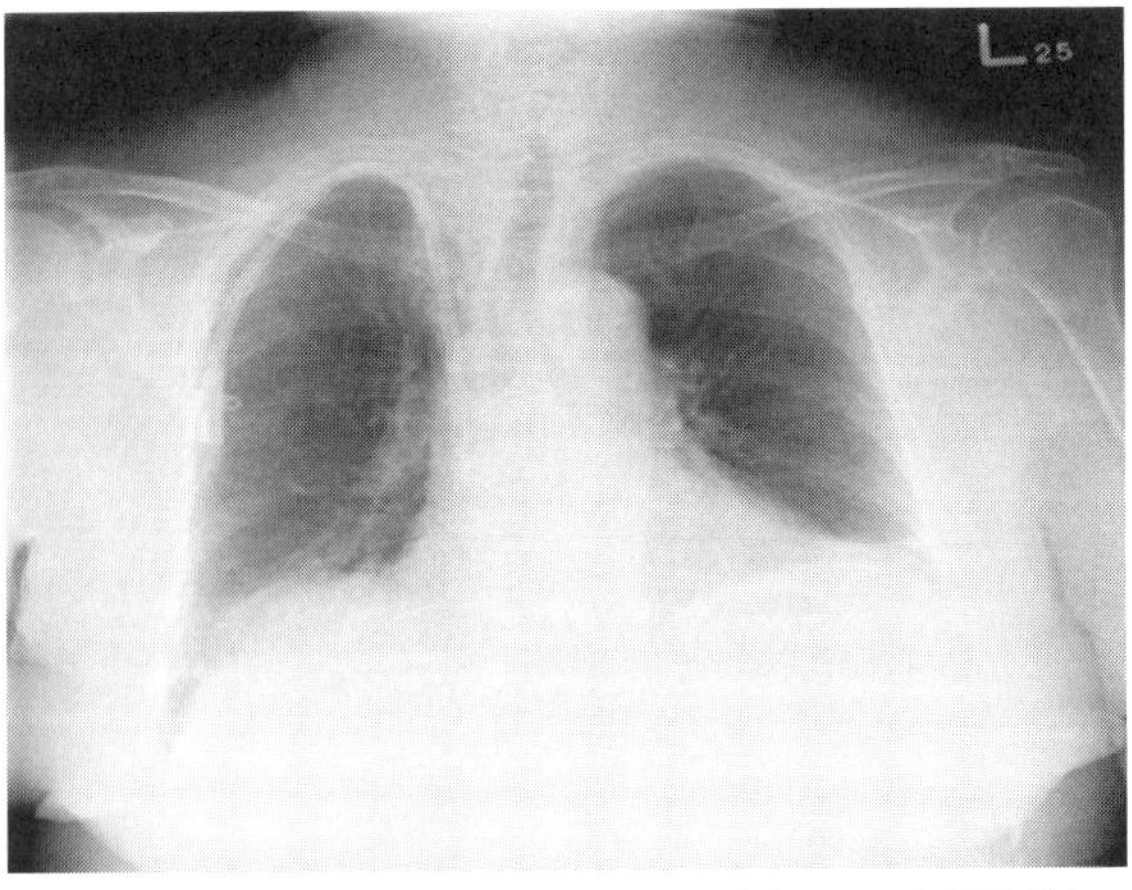

2011/7/10　高濃度アントロキノノール含有エキスを服用開始。
2011/8/3　肺のがん細胞の消失を確認

症例３

転移した末期の肺腺がん。転移したがんは消失し、病状は安定【転移がん】

Ｌさん　女性

Ｌさんは２０１０年に肺腺がんと診断されました。既にⅣ期と末期であり、骨に転移していました。医療機関での治療は化学療法のみ。そこでＬさんは、２０１１年１月に始まった化学療法の助けになればと高濃度アントロキノノール含有エキスを飲みはじめました。

同年３月に検査を受けたところ、肺のがんに変化はないものの、骨に転移したがんは縮小していました。同年６月、検査の結果、肺のがんに変化は認められませんでしたが、骨に転移したがんが消失していました。

Ｌさんは高濃度アントロキノノール含有エキスの服用を減らし、化学療法との併用を続けました。翌２０１２年11月、がんに変化はありませんでしたが病状は安定しています。

症例4

肺腺がんの抗がん剤治療に高濃度アントロキノノール含有エキス併用。がんの一部が消失

Kさん　女性

Kさんが肺の腺がんのI期と診断されたのは2010年のことでした。Kさんは抗がん剤の分子標的薬タルセバの服用を開始するとともに、高濃度アントロキノノール含有エキスを飲みはじめました。

治療開始後1か月して抗がん剤を減量しましたが、その3か月後、レントゲン検査で一部の小さながんの消失を確認できました。

その後1年同じ治療を続けたところ、がんはまだ小さなものが残っているそうですが、1年経過後、Kさんは抗がん剤を中止しています。高濃度アントロキノノール含有エキスのみを継続しました。

さらに1年、がんは変化していませんが、Kさんは体調が安定し、お元気です。

症例5

末期の肺腺がんが消失し、転移した脳のがんも消えた【転移がん】

Sさん　女性

Sさんは末期の肺腺がんと診断され、脳にも転移していました。治療は化学療法ですが、Sさんは抗がん剤に高濃度アントロキノノール含有エキスを併用することにしました。

2か月後、肺のがんが消失。さらに1か月半服用し続けたところ、脳のがんも消失したのです。

その後高濃度アントロキノノール含有エキスを減量し、半年経過しましたが、再発もなく、よい状態を続けているとのことです。

症例6

末期の悪性リンパ腫が改善し病状安定

Tさん　80歳女性

Tさんが悪性リンパ腫と診断されたのは2012年。既に病状は末期とのことでした。同年夏、病院で治療を受けながら、友人の紹介で朝、晩に高濃度アントロキノノール含有エキスの摂取を開始しました。

すると病状は徐々に改善。高濃度アントロキノノール含有エキスを減量しても悪化することなく、現在も病状は安定しているとのことです。

症例7

骨に転移した肺腺がん。今は痛みもなく病状は安定【転移がん】

Sさん　男性

Sさんが肺の腺がんと診断された時、すでにかなり進行しており、骨に転移もありました。病院では抗がん剤の分子標的薬イレッサによる治療を受けていましたが、耐性ができてしまったため、アリムタに変更。痛みもあるため鎮痛剤が処方されました。

Sさんはその頃から高濃度アントロキノノール含有エキスの服用を開始しました。じきに疼痛が緩和したため、鎮痛薬の服用を中止しましたが、痛みが復活することはありませんでした。体調もよくなり、自分でクルマを運転して出かけることも出来るようになりました。

以後も病状は安定しているとのことです。

症例8
再発しやすい肝臓がん第Ⅱ期。治療後は体調もよく再発なし

Kさん　男性

2012年8月、Kさんは肝臓がんの第Ⅱ期と診断されました。治療は血管カテーテル治療、ラジオ波焼灼療法を実施し、がん細胞を取り去ることができました。

Kさんは再発予防のため、友人の紹介で高濃度アントロキノノール含有エキスを飲みはじめました。

3か月服用したところ、状態は安定。その後さらに3か月後の検査の結果、再発は認められませんでした。

Kさんは完全に仕事に復帰。現在も高濃度アントロキノノール含有エキスを服用中です。病状は引き続き安定しており、体調も良好とのことです。高濃度アントロキノノール含有エキスは、再発予防と体調維持の要と感じているそうです。

症例９
第Ⅲ期の大腸がんを手術で切除 化学療法中止しても再発なし

Lさん　36歳男性

Lさんは第Ⅲ期の大腸がんと診断され、２０１２年4月　手術により病巣を切除しました。手術後、飲食が可能になったときから高濃度アントロキノノール含有エキスを服用開始、化学療法との併用です。

３か月後の検査では状態は良好で、再発も認められませんでした。しかし、化学療法の副作用で手足の痺れが出るようになります。高濃度アントロキノノール含有エキスは継続していました。

同年10月、検査では状態は良好で再発も認められないので、化学療法は中止しました。それに伴い手足の痺れもなくなり、体調がいいので、高濃度アントロキノノール含有エキスも減量しました。

２０１３年4月の検査の結果、体調は良好であり、再発も認められませんでした。

症例10

肝臓がん第Ⅱ期ながら体調良好

Yさん　53歳男性

Yさんは肝臓がんの第Ⅱ期です。病院での治療は行わず、高濃度アントロキノノール含有エキスを毎日服用しています。

半年後、体調よく、状態はよいとのことです。その後、定期的に高濃度アントロキノノール含有エキスを服用し、悪化を防いでいるとのことです。

症例11

膵臓がんの疑い濃厚な腫瘤。高濃度アントロキノノール含有エキスで疑いは一掃され腫瘤も消えた【治療前のがん抑制】

Wさん　50代女性

Wさんは長年、胃の周辺に鈍痛を感じていました。2012年8月18日、大学病院の健康診断センターを受診。腹部エコー検査の結果、膵管の拡張が見つかりました。医師の診察では、膵臓疾患の疑いありと言われたそうです。

その後腹部ＣＴを受け、遠位主膵管の拡張が認められました。9月3日にＥＵＳ（超音波内視鏡検査）で精密検査。６・５㎜の低エコー腫瘤と遠位主膵管の拡張が認められました。ここで診断結果が「膵臓がんの疑い」。

Ｗさんは医師に入院を勧められましたが、これを断り、友人の紹介で高濃度アントロキノノール含有エキスを飲みはじめました。

飲みはじめてから33日目の２０１２年10月12日にＭＲＣＰ検査（胆管膵管造影検査）を受けました。

結果、胆管及び膵管の拡張なし。肝臓、脾臓、膵臓、腎臓に異常なし。腹部大動脈周囲リンパ節異常なし。腹水なし。膵臓がんに関する病変なしとなりました。

Ｗさんは他の検査や治療の予約をしていましたが、これらを全て取消しました。全ての病変が消えたのは、高濃度アントロキノノール含有エキスを飲んだためではないか、とＷさんは考えています。

症例12

末期の膵臓がん。手術不可能ながら体調回復

Hさん　男性

金融機関のマネージャーであるHさんは、健康診断で膵臓に異常があることがわかりました。しかし医者に行くと、膵臓に腫瘍はあるけれども良性であり、経過観察と診断されました。

しかしHさんは、医者の見解を楽観しすぎであると思いました。良性、悪性に関わらず、先に高濃度アントロキノノール含有エキスの服用を開始し、T病院に行って更に詳細な検査をすることにしました。

1か月後、診察と検査の際、末期すい臓がんであることが判明しました。後日手術となりましたが、大きくなったがんの組織が動脈の近くにあることがわかり、危険なため手術を中止せざるをえませんでした。

高濃度アントロキノノールの摂取を継続したところ、現在まで8か月の間、体の調子はとてもよく、毎日普段どおり出勤しています。

症例13

甲状腺に転移し手術予定の口腔がんが、高濃度アントロキノノール含有エキスの服用で２週間で消失【転移がん】

Aさん　男性

台湾の大企業のマネージャーを務めるAさんは、口腔がんが甲状腺に転移し、口腔内に５００円硬貨大のがんがあり、転移して甲状腺に２センチ以上の大きさのがんができていました。

手術をする２週間前、Aさんは、上司Yさんに高濃度アントロキノノール含有エキスを勧められました。そこで朝、昼、夜の食後に４粒ずつを飲んでみました。

２週間が経過し、化学療法と手術の準備で検査を受けると、口腔内の粘膜の状態が改善されてがんも消え、頸部のがんもほとんど消えていることがわかりました。Aさんは看護師に「私はがんを飲み込んでしまった」と笑って言ったとのことです。

アントロキノノール含有エキスで元気になった一般の人達

前頁までは、アントロキノノール含有エキスの臨床試験に参加した人達の症例でした。ここからは、自ら選んでアントロキノノール含有エキスを使った人達をご紹介します。

症例14 悪性リンパ腫になって2年、進行が止まり体調良好、稲刈りもこなすほど体力が向上した

栃木県　Y・Kさん　農業　68歳　男性

私が悪性リンパ腫になったのは2年以上前のことです。のどぼとけの上、あごの下あたりに違和感を感じ、チクチクした痛みもありました。ピンポン玉くらいのしこりがあるのがわかり、驚いて近くの内科を受診しましたが、この時は原因不明。そのう

ち歯茎も腫れてきたので自治医科大の口腔外科で検査を受けたところ、結果は悪性リンパ腫。大きなショックを受けました。かなり大きなものでしたが、幸い手術で摘出することができました。

安心したのもつかの間、再びしこりができたのです。これでは再手術しても、またできるかもしれない。そう考えると治療をするのも気が重くなります。幸い主治医は手術を勧めるのではなく、検査をしながら経過観察を勧めてくれました。

その言葉通り定期的に検査をすることになりましたが、何も打つ手がないような状態も怖いので、色々と調べてアントロキノノールに巡り合いました。さっそく取り寄せて飲み始めてから、もう2年近くになります。

幸い腫瘍の進行も止まり、恐れていた再手術を繰り返すような事態にはなっていません。転移もなく、きわめておとなしくしてくれています。

またアントロキノノールを飲んでいると非常に体調がよく、風邪1つひきませんでした。免疫力が上がって、体力も向上したように感じます。ゴルフなどのスポーツも楽しめるようになりました。秋には稲刈りも出来て、本当によかったと思っています。

私は他にも高血圧や痛風、不整脈などいくつかの病気を抱えておりますが、これだけ体調がよくなるのはやはりアントロキノノールのおかげだと思っています。続けて飲んでいれば、いつか腫瘍が消えてくれるのではないか、自分の免疫力で腫瘍を消してしまえるのではないかと期待しています。

症例15

3か所転移「治療法なし」の肺がん。進行せず、体調も良好なのはアントロキノノール含有エキスの効果としか考えられない【転移がん】

千葉県　佐々木道夫さん（仮名）77歳　夫人

主人ががんであることがわかったのは平成26年のことです。近くのかかりつけの病院に行った時に、普通のレントゲンで左の肺に影がみつかりました。その後、柏のがんセンターで精密検査を受け、3センチのがんがあることがわかりました。全く自覚症状がなかったので、本当に驚きました。

その後、放射線治療を受け、それは良好という話だったのですが、1年後、検査で右の肺、副腎、前立腺の3か所に転移が見つかったのです。非常に治療の難しい箇所で、しかも放射線治療はもうできない、他に治療法もないと言われ、愕然としました。

そんな時にがんに関する本や雑誌を読んでいるなかで、アントロキノノールの存在を知りました。さっそく取り寄せ、夜6粒、主人に飲んでもらいました。

それから1年ほどたちますが、がんは全く進行しておりません。3か月に1回CT検査を受け、定期的に検査を続けておりますが平穏無事といったところです。自覚症状も全くなく、本当にこの人ががんなのかと思うほど、穏やかに暮らしております。

病院で「治療法がない」と言われた時には、本当に苦しかったです。治る治療は年齢的に難しいのかもしれませんが、患者としては見捨てられたのも同然です。何もすがるものがないというのは家族としても心細く、耐え難いものです。

2人暮らしですので、主人を支えるのは私しかおりません。そんな私たちにとってアントロキノノールは、頼みの綱になっております。これからも主人のがんを抑えてくれるのはアントロキノノールだけです。とても感謝しております。

症例16

腎臓からすい臓に転移したがん。抗がん剤治療の副作用が軽くなり、がんが順調に縮小し続けている【転移がん】

福岡県　T・Kさん　72歳

私が腎臓がんであることがわかったのは２００８年のことでした。健康診断でそれがわかったのですが、自覚症状は全くなかったため、本当にショックだったのを覚えています。しかし驚いている暇もなく摘出手術となり、片側の腎臓を失いました。

腎臓は1つあれば生きてはいけます。しかしがんで手術したとなるとその後が心配です。その後は半年に1回は定期健診を受けて、気をつけながら過ごしていました。2年、3年と何事もなく過ぎ、5年になりました。よくがんは5年たてば寛解といいますので、その時はもう大丈夫だとホッと胸をなでおろしました。

ところが平成28年、腎臓ではなく、すい臓に転移がみつかったのです。手術後8年もたってからです。それも、よりにもよって難しい臓器であるすい臓とは。この時は、最初にがんが見つかった時より大きなショックを受けました。

その時も落ち込んでいる間もなく手術になり、すい臓の半分を摘出しました。しかしこれで全部なくなったわけではなく、すい頭部に少し取り切れないがんが残ってしまったのです。しかも主治医は、場所からいって手術も放射線治療も出来ないと言います。残った治療法は抗がん剤だけです。私に処方されたのは分子標的薬インライタという抗がん剤です。

その頃読んでいた本の中で、アントロキノノール含有エキスの記述があり、すぐに取り寄せて飲み始めました。アントロキノノールはアメリカや台湾で、すい臓がんの抗がん剤として臨床試験を行っているとのことです。そのサプリメントですから期待がふくらみました。

それからずっとインライタとアントロキノノール含有エキスを飲み続けています。アントロキノノール含有エキスは1日2回、6粒ずつ飲んでいるので1日12粒です。

インライタは抗がん剤なので、少なからず副作用はあります。私も下痢や倦怠感、体重減少、血小板減少などがあり、主治医に相談して定期的に休薬しています。しかし副作用には他にも高血圧や動脈血栓塞栓症、肝機能障害などたくさんあるようで、私がそうした重い症状にあわずに済んでいるのはアントロキノノール含有エキスの効果ではないかと思っています。

この治療がそれなりに順調に行えているようで、２０１６年10月にはがんが半分に縮小し、２０１７年10月の検診では、ＣＴでがんがさらに縮小していることがわかったのです。これは本当にうれしく思っています。

がんとその治療によって腎臓も１つになり、すい臓も健康な頃の半分しかありません。そのため食べるものも脂質や塩分など色々制限があって、元気を取り戻すのはちょっと大変です。抗がん剤を飲んでいる限り倦怠感など、ある程度はしかたがないと思っています。

それでも最近ではウォーキングやカラオケなども楽しめるようになり、徐々に体力を回復しつつあります。これだけ回復できたのはアントロキノノール含有エキスのおかげだと思っています。

症例17
重症の花粉症は治癒、経過観察の肺の影の消失に期待

鳥取県　S・Cさん　68歳　女性

どんな人でも健康診断で怪しい影がみつかればこわいものです。できれば取ってもらいたいと思うのではないでしょうか。私はCTで、肺にすりガラスのような影がみつかり、それからもう10年も同じ状態が続いています。大きさは7ミリくらいと決して大きくはないのですが、心配でなりません。

この影が見つかった時、岡山大学では「手術でとった方がいい」と言われました。とって病理検査をして、それが良性なのか悪性なのか確かめた方がいいということです。ところが同じ影について、国立がんセンターでは「取らない方がいい。おとなしい腫瘍の可能性が高いから」と言われました。そう言われても、いつそのおとなしい腫瘍が悪性に変わるかもしれないし、将来がんになったらどうしよう、と不安が募るばかりでした。

そこで私は、食事や運動など日常的にできる健康法に加え、アントロキノノール含

有エキスというサプリメントを飲み始めました。がんの薬としてアメリカや台湾で臨床試験が進んでいる成分が含まれているので、抗がん作用が期待できるかもしれない、肺の影が消えてくれるのではないかと思ったのです。

それから1年8カ月あまり。今のところ肺の影に変化はありません。しかし思わぬ副産物がありました。かなり重度だった花粉症がほぼ治まっているのです。毎年春と秋、耳鼻科で飲み薬をもらい、それだけでは治らず吸入も必要だった花粉症が、春に症状がすごく軽くなり、秋にはほとんど症状がなくなったのです。これはアントロキノノールの効果で、免疫のバランスがよくなったからではないかと思っています。

この調子でアントロキノノール含有エキスを飲み続けていたら、肺の影も消えてくれるのではないかと期待しています。

私は68歳になりますが、茶道教室の事務局の仕事をし、趣味ではお茶、絵画、書道を楽しみ、まだまだやりたいことがたくさんあります。家では家族の介護もしており、忙しい毎日です。そんな私にとって健康が何より大事です。今後の私にとって、アントロキノノールがもっともっと役立ってくれることを期待しています。

症例18 PSAの数値上昇を抑制。再発予防を期待

静岡県　M・Jさん　67歳　男性

2010年、人間ドックで前立腺がんがみつかりました。がんははじめの頃は全く自覚症状がないものと聞きますが、私の場合も全くその通りでした。翌年、摘出手術となりました。早期だったのでこれでがんがなくなってくれればと思ったのですが、残念ながら、治療後の医師の説明では、完全には取り切れなかったということでした。

その後放射線治療を受け、これでようやく全てのがんが消えてくれたのですが、これで完治とはいかないのが前立腺がんの難しいところです。診断上はがんが消え、PSAの数値も正常値となりましたが、要観察状態が続いています。

その頃、PSA値の上昇を防ぐために予防的に飲み始めたのがアントロキノノール含有エキスです。

PSA値の上昇、変動はやむをえないようです。それでもアントロキノノール含有エキスを飲んでからは、PSA値の変動は本当にゆっくりになっています。今後も、

急上昇、再発のないように期待し、様子を見ながら飲み続けるつもりです。

私は現在娘夫婦と暮らしており、孫娘も2人おります。まもなく家を建て替え、新居での暮らしが楽しみです。ただ家族に心配はかけたくありませんので、体調が変わらず今のような暮らしが続くように願っております。

症例19

手術不可能のステージⅣの膵がん。重粒子線、抗がん剤治療に耐えて がん消滅にたどりついたのはアントロキノノール含有エキスのおかげ

福岡県　軍場《くさば》光彦《みつひこ》さん　71歳

あと少し、あと4か月で抗がん剤も終了。そうすればがん治療も一段落し、本当に一安心できると思っています。ここまで来るのに約1年半。苦しい日々でした。けれどもそれを乗り越え、治療がうまくいってがん細胞を消滅させることが出来たのはアントロキノノール含有エキスのおかげだと思っています。

私ががんであることがわかったのは２０１６年4月のことです。よりにもよって膵臓がん（膵頭部）。しかもステージⅣという診断でした。その上がん細胞が大動脈にからみついたような状態で、手術は不可能だと言われました。

医師から勧められたのは、重粒子線治療の臨床試験に参加することでした。まだ保険適用になっていない治療を受けられる。また治療はそれしかないということで、治療を受けることにしました。

どうしていいかわからない絶望的な状況で、いろいろな書籍を読んでいるうちに、治療の助けになるサプリメントとしてアントロキノノール含有エキスがあることを知ったのです。すぐに1年分取り寄せ、飲んでみることにしました。

詳しい検査の結果、がんは膵臓以外には転移していないことがわかり、重粒子線治療が始まりました。がんの診断がおりた翌々月の6月からスタートし、7月5日まで週4回を3週間続けました。幸いこの治療はつらいこともなく、がん細胞が見事消えてくれたのです。

ただ問題はその後です。がんの再発予防のため、抗がん剤の投与が始まったのです。

これは大変つらかったです。ギブアップして、抗がん剤を止めてくれるよう医師に訴えようかと何度か思いました。しかしその度「いや、まだ大丈夫、続けられる」と持ちこたえられたのです。

思い出したくもないほどつらかったのですが、何とか乗り越えられたのは、抗がん剤投与と同時にアントロキノノール含有エキス（1日12粒）を飲み始めたからだと思います。

重粒子線治療、抗がん剤に耐え、2017年1月、PET検査でもがん細胞はありませんでした。これは本当にうれしかったです。

しかし膵がん・ステージⅣの治療がこれで終わるわけではなく、今度は別の抗がん剤の服用が始まりました。これも2年は続けなければなりません。これは前回のものよりややましですが、それでもひどい筋肉痛という副作用があるのです。特に左足がつらく、湿布をしてしのいでいます。これが何とか耐えられるのは、やはりアントロキノノール含有エキスの助けがあるからだと思います。

この抗がん剤治療もあと4か月ほどです。ゴールが見えてきたので、気持ちはずいぶん楽になりました。数回受けたＣＴ検査でもがんはみつからず、順調に推移しています。

アントロキノノール含有エキスは、私にはとても合っていたと思います。本当に大きな助けになりました。心から感謝しています。

症例20 子宮がん、皮膚がん、リウマチを克服し、仕事に趣味に絶好調

富山市　中村礼子さん（仮名）　82歳

今私は仕事に趣味に大忙しの日々を送っています。誰も私が82才だとは思わないようです。まして二度のがん、及び手術とリウマチを克服したとは想像もしないようです。

今から６年前、最初の試練は子宮がんでした。みつかった時、がんは既に子宮周辺

のリンパにも浸潤しておりステージⅢ。手術で子宮を全摘し、周辺のリンパも切除、その後抗がん剤治療を3クール行いました。この時の苦しみはさすがに死を意識するほどでした。

　それから3年たち、今度は脇腹に皮膚がんがみつかりました。私は着物をよく着るため、はじめはあせもか何かだと思っていましたが、一向に良くならないため検査したところ、何と皮膚がんだったのです。これは子宮がんの転移などではなく、初発のがんだったのですが、やはり10センチにわたって大きく切除手術を受けました。

　この時、自分はがんができやすい体質かもしれないという不安が頭をもたげ、どうしたものだろうと考えていました。その頃、体の節々に痛みを感じるようになったため、やはり検査を受けたところ、今度はがんではなく関節リウマチだったのです。

　がんの不安が残る中でリウマチとは。この病気は痛みで日常の動作にも困る病気です。がんとは違ってすぐに命には関わらないものの、辛い症状が一生続くのです。

　がんとリウマチという悩みを抱えた私が、その頃新聞でみつけたのが『関節リウマチは4つの作用でスッとよくなっていく』という本でした。すぐに取り寄せ、丸1日かかって読み切りました。そこにはリウマチだけでなくがんについても書かれており、いずれも免疫のトラブルが問題であることがわかり納得できました。

これだ、と直感した私はすぐアントロキノノール含有エキスをとりよせて飲み始めました。これで治ると思ったのではありません。がんもリウマチも免疫が深く関わっており、体質を変えなければならないと思ったからです。リウマチに関しては治療薬メトトレキサートを飲んでいました。

アントロキノノール含有エキスを飲み始めて5か月、リウマチ検査の数値が0になり、痛みが徐々に改善していくのを感じました。その後、全く痛みがなくなるまでになったのです。検査上も異常なし。リウマチは慢性疾患なので治ったとは言わず寛解なのでしょうが、私は治ったと感じています。

それから2年ほどたちますが、やはりリウマチは全く症状がなく、体も軽く、どこへでも出かけて行けます。

2018年5月には東京・上野で「プーシキン美術館展」を観ることができました。その美しい作品群に圧倒され、感動し、3時間以上も観覧しました。また東京では私の短歌の師匠にも会うことができ、その後も教えを頂き、生きるエネルギーになっています。

人間、一度死を覚悟すると強くなるということでしょうか。私は仕事に趣味に充実した毎日を送っています。がんの治療後5年を過ぎたので、いわゆる寛解を迎えることが出来ました。リウマチも全く無症状です。

けれども私はアントロキノノール含有エキスはずっと飲んでいます。これでがんやリウマチが治ったのではなく、体質改善ができた、だからがんもリウマチも再発せず、元気にすごせていると思うのです。量は当初の1日4粒から2粒に減らしましたが、ずっと飲み続ける予定です。

サプリメントは口に入れるものなので、自分で中身をしっかり吟味し、納得がいくものを飲まなければなりません。アントロキノノール含有エキスにはそれだけの価値があるものだと思っています。

症例21 ステージⅣから、がんが縮小、腫瘍マーカーもほぼ正常値に【転移がん】

匿名　50歳　男性

私が胆管がんであることがわかったのは２０１７年の12月です。何となくお腹に鈍い痛みがあり、いつまでも治らないので検査してもらったところ胆管がん。しかもステージⅣとかなり進行した状態でした。

転移もみつかり、既に手術はできないとのこと。治療は抗がん剤（シスプラチン、ジェムザール）のみです。

突然目の前が真っ暗になり、何も考えることができなくなりました。手術ができないのであれば、もうダメなのではないか。治療といってもただの延命治療なのではないか。茫然としている私を何とか力づけようと、家族が色々探して用意してくれたのがアントロキノノール含有エキスです。台湾の珍しいキノコから抽出したもので、アメリカでは治療困難ながんの治療薬（キノコから成分を抽出し加工したもの）として臨床試験中であるという話でした。

私は、それが効くとか効かないとかではなく、家族の勧めるものだからと思って、抗がん剤治療と並行して飲んでみました。抗がん剤は通院治療だったので、アントロキノノール含有エキスも毎日飲むことが出来ました。

抗がん剤はさすがに副作用があり、治療した翌日から数日は、吐き気などで体がしんどいと感じました。ただ休んでいれば何とか回復する程度で、これが抗がん剤の副作用かと考えれば、軽かったように思います。やがて私は、何とか以前の元気を取り戻すことができたのです。

さて、抗がん剤治療後の検査ですが、がんはかなり小さくなり、腫瘍マーカーの値もほぼ正常値になったのです。これは抗がん剤の効果なのか、それともアントロキノノール含有エキスとの相乗効果なのかはわかりませんが、よい結果につながったことは確かです。アントロキノノール含有エキスも役に立っていると思うのです。

ステージⅣから完治というのはかなり長い道のりになると思いますが、希望が見えてきました。現在は体調も良く、気持ちも前向きになっています。しばらくアントロキノノール含有エキスを続け、がん治療もがんばってみようと思っています。

症例22 末期食道がんがほぼ消失。あきらめていた人生を取り戻し、ゴルフも再開

T・Sさん 76歳 男性

食事の時の違和感やのどのつかえがあり、近所の個人医院を受診したところ腫瘍があることがわかりました。すぐに県立の総合病院で精密検査を受けたところ、食道がん、それも末期という厳しい診断を受けました。平成28年、3月のことです。すぐ入院し（翌4月）治療となりましたが、担当医師から、「現状では手術も放射線もできません。化学療法（抗がん剤）だけになります」との説明でした。

余命宣告もあり、ただただ医師を頼るしかない状態でしたが、自分でも何か延命につながるものはないかと探していた折、新聞広告でみつけたのがアントロキノノール

含有エキスです。入院前からずっと飲んでいます。

　入院するとすぐ苦しい治療が始まりました。激しい副作用で下痢が続き、腹痛は激痛といっていいほど。食欲不振が続き、体重は10kg～13kgも落ちました。それに耐え治療のための入院は15回を数えました。

　最初の入院から半年後の10月、末期と言われたがんが80％消失、それから2か月後の年末には、がんはほぼ消滅したと担当医師に告げられました。その後退院し、今は処方薬はありません。

　アントロキノノール含有エキスを飲み始めてから、がんが消失するまで半年です。抗がん剤治療を受けており、他にもサプリメントを飲んでいたので、アントロキノノール含有エキスの効果がどのくらいであるかはわかりません。しかし副作用は徐々に楽になっていったのは確かであり、病状からすると驚異的な回復と言えるのではないでしょうか。

　現在体調は安定回復してきて、食欲は旺盛です。体重も戻りつつあります。抗がん剤の副作用で全身脱毛がありましたが、今は戻っています。3年ほど休んでいたゴルフも5月から再開しました。これからは家内と色々なところへ旅行に行きたいと思っています。

一度はあきらめた人生を取り戻しました。これからは再発や転移の懸念はあるものの、極力ポジティブに生きていきたいと思っております。

第2章

あなたが治らないはずがない

変わるがん治療　変わる社会

がんは5人に4人が治る時代

「2人に1人が、がんになる」「3人に1人が、がんで亡くなる」この2つは、今や誰もが知っている言葉です。半ば常識になりつつあります。

ただしこの数字は少し前のもので、新しい調査では違っています。

まず「2人に1人が、がんになる」はどうでしょう。国立がんセンターの調査では、日本人が一生の間にがんに罹患する確率は男性の62%、女性の46%。平均するとほぼ2人に1人です（2013年のデータより）。

では「3人に1人が、がんで亡くなる」はどうでしょう。同じく国立がん研究センターの調査では、日本人ががんで亡くなる確率は、男性が25%（4人に1人）、女性が15%（6

人に1人）です（２０１６年のデータより）。男女合わせれば、ほぼ5人に1人です。つまりがんで亡くなる人は、今日、３人に1人ではなく5人に1人です。

仮に2人に1人ががんになったとしても、そのうち亡くなるのは5人のうち1人ということになります。

何が言いたいのかというと、今日がんになっても5人のうち4人は治る、助かるということです。たくさんの人ががんにかかるとはいえ、その8割は治る。まずそのことを新しい認識としていただきたいのです。

その背景には医学の進歩があります。高度な技術と効き目の強い薬など、日進月歩でがん治療の成果は上がっています。そして患者主体のＱＯＬ（Quality Of Life＝生活の質）を重視する治療、治療に対する患者さんの高い意識、さらに補完代替療法の充実も無視できません。

こうしてがんになっても、様々な選択肢を上手に使って、多くの患者さんが治る時代になったと言っていいでしょう。

がん患者160万人。誰でもがんになる時代

国立がん研究センターの発表によると、２０１７年に新たにがんと診断される人は１０１万４０００人に上ると予測されています（統計処理上、正確な数字を発表するまでに時間がかかる）。前年２０１６年に史上初めて１００万人を超えたので、２年連続と考えられています。

がんは高齢化が大きな原因なので、日本では今後も患者数は増える傾向にあります。厚労省が毎年行っている患者調査によると、平成26年（２０１４年）の国内のがん患者は１６０万人以上です。こうなるとがんはどこにでもある、誰でもかかる病気であることがわかります。

一方、がんで亡くなる人はそれほど増えていません。これはやはり治療の進歩で治る人が増えているためだと考えられています。

かつてがんは、その病名さえあまり大きな声では言えない病気であったように思い

ます。やはりがんという病気が、それほど深刻で、不治の病、かかったら治らないというイメージであったからでしょう。

今日、誰かががんだという話をしても、大抵の人は「どこのがん？」「早期だったの？」「だったら大丈夫じゃない」と普通に話をする時代です。それは周囲に、がんになっても治療を経て治癒し、元気で暮らしている人が増えているからです。

また治療の周辺には、がん関連のサービスが充実し、多くの人ががんであっても普通に生活できるようになっています。

今日、がんに対する考え方は変わりつつあります。慌てて治療するのではなく、セカンドオピニオン、サードオピニオンをとって、様々な選択肢を検討し、自分にふさわしい治療法を実行していく時代になってきたのです。

がんサバイバー500万人時代。悲観している場合じゃない

最近、よく耳にするようになった「がんサバイバー」という言葉があります。

サバイバー＝survivorとは生存者、生き残った人、助かった人という意味なので、がんが治った人を意味するように思います。けれども「がんサバイバー」とはもっと意味が広く、一度でもがんと診断された人、現在治療中の人も含みます。がんが治った人、治療中の人を含めてがん経験者全てを「がんサバイバー」と呼びます。その数たるや530万人以上（2015年）と推計されています。

530万人といえば大きな社会集団です。こうした人々は、がんが治った、あるいは治療中というだけではありません。働いている人、子どもを育てている人、学校に通っている人、介護をしている人など多様な立場にあります。仕事や家族を持ち、責任のある社会人です。よほど治療が簡単に済んだ人を除けば仕事やお金、人間関係、精神的な問題など様々な課題と向き合わなければなりません。

こうした大集団の課題に対して国もがん対策の一環として「がんサバイバー」への支援体制を整え、がん相談支援センターや治療と就労の両立をはかるモデル事業をスタートしています。

今やがんは治療して治す病気というだけでなく、治った後のことを含め社会全体が取り組む時代になりつつあるということです。

伸びる生存率。10年で約6割。5年生存率と大差なし

国が「がんサバイバー」に対する支援体制を整えつつあることの背景には、やはりがんを治療し、治った人が多いことが挙げられます。数字の上でもがん治療後の生存率は大きく伸びています。

これまでがん患者さんの生存率といえば「5年生存率」でした。がんと診断された人

のうち、５年後に生存している人は何パーセントかという統計です。しかしこの数字が年々伸び続けていることから、国立がんセンターは全国がんセンター協議会の協力を得て、新たに10年生存率を調査発表しました。

調査対象となったのは１９９９年から２００２年までの間に、全国がんセンター協議会に加盟する16の病院でがんと診断された約３万５千人。この人たちを10年間追跡調査し、生存率を調べたものです。

結果、10年生存率は58・２％。約６割の人たちが生存していました。同じ対象で行った５年生存率が63・１％ですので、その差は約５ポイントです。５年から10年の間にやや数字は落ちていますが、大差はないといっていいのではないでしょうか。

対象となったのは「がんと診断された人」ですので、病状が早期の人ばかりではありません。あらゆる進行度の人がいます。かなり難しい病状の人もいたことでしょう。満足な治療を受けなかった人もいることでしょう。それでもトータルで５年、10年生存しているわけです。きちんと治療し、最良の手段を講じた人はもっとよい結果になることは間違いありません。

この調査とは少し異なる2004年から2007年の調査も発表されました。対象者は約14万7千人、施設別、がんの部位別という詳細なものです。

その結果、5年生存率は全てのがんで大きく向上していました。それ以前からの推移はさらに大きく、1997年から2007年までの推移でみると、62％から68・9％へと向上していました。ほぼ6割から7割へ生存率が上がったととらえて差し支えないでしょう。

こうしたことの背景には、やはり単純な医学の進歩だけでなく、繰り返しますが治療体制の変化、患者さんの意識の向上、治療法の多彩な選択肢、そうして補完代替療法の充実などがあると言っていいでしょう。

ただし、がんの部位による違いはあります。胃がん、大腸がんは5年後、10年後の生存率はあまり変わらないものの、肝臓がんなどは5年過ぎるとあまり芳しくないといった結果も出ています。難治性のがんはやはり存在し、再発や転移したがんも治療は難しくなります。

しかし全体としてはがんという病気も、治療の成果は確実に上がっています。このことは現在がんと闘っておられる方に、希望をもっていただける状況です。

「がん治療は苦しい」は昔の話

がんの生存率が向上し、治る人が増えているのは、がんの治療法が大きく進歩、そして変化してきたためです。この「進歩」と「変化」は少しニュアンスが違います。

まずがんという病気のメカニズムが詳しく解明され、新たな治療法や新薬が登場したこと（これについては第3章で詳しくご紹介します）。内視鏡やロボット手術、コンピューターによる正確な診断などもその例でしょう。これらは明らかな進歩です。

しかしこうした先鋭的な進歩ではなく、患者さんが治療を受けやすいような配慮がされるようになったことや、ＱＯＬを重視する治療への転換などは進歩というより変化です。

ＱＯＬ重視の治療とは、患者さんが痛みなどで苦しい思いをせず、体調が維持でき、できるだけ普段通りの生活ができる治療です。

昔はがんの治療といえば苦しいのが当たり前で、特に抗がん剤の副作用はがんが消えるのが先か患者の命が消えるのが先か、という壮絶なものでした。それでも勝算があるから治療は行われるのであって、患者が耐えられないことがわかっていれば治療自体をあきらめるほかはありません。

近年は、患者さんの心身の負担の少ない治療法が続々と開発され、治療のイメージが大きく変わっています。もちろん負担が少ないといっても、効果が低ければ意味がありません。負担が軽いのでこれまで以上に効果の高い治療を行うことができるようになった、というのが今日のがん治療です。

がんは通院治療が基本

今、がん治療を入院ではなく通院で行う人が増えています。

以前はがんになれば仕事や会社を辞めて入院し、治療に専念するのが当たり前でした。何カ月も入院治療を続け、家や社会から隔絶した環境で、闘病だけに時間を費やすことになっていました。

今日では、初期入院こそ多くの場合必要ですが、抗がん剤や放射線治療は通院でするのが当たり前になってきています。やはり医学の進歩と変化によって、治療体制が変わって来たこと、それにより治療そのものの負担が減って、入院しなくても、通院で済む治療が増えてきたためです。

がんの通院治療を対象にした体制を整えている病院も増えています。

例えば埼玉県立がんセンターには、日帰りで抗がん剤治療や補液などを行う外来部門があります。ベッド数は60あり、月曜から金曜まで平日に治療を行っています。国立がん研究センターの通院治療センターも規模が大きく、年間3万件を超える抗がん剤の通院治療を行っています。

また1泊2日での治療は全国的に普及しており、仕事帰りに病院に寄り、治療を受けて一晩泊まり、体調によっては翌日また仕事に向かう人もいるというスタイルで、もはや昔のがん治療とは大きく異なっています。

放射線治療は基本的に日帰りです。もちろん患者さんの病状にもよりますが、治療自体はきわめて短時間に終わり、術後のダメージもほとんどないためです。

働きながらがん治療する人が増加

入院の必要な手術でも、内視鏡でできるものが多くなりました。

患部を切り開いて行う手術では、傷が治って体力が回復するまでかなりの時間を要します。リハビリの時間も必要です。しかし内視鏡手術なら傷は2~3か所に開けられた小さな穴です。回復にかかる時間は短く、体力を維持したまま退院することができます。

内視鏡が使えない手術も大きく変化しました。患部を大きく切除する拡大手術から、なるべく小さく切る縮小手術への転換です。これによって、やはり回復に要する時間は短くて済みます。また患者さんの体の機能を温存する方向へ変わってきています。

そのため入院日数も減り、1996年には平均35・8日だったのが、2011年には19・5日と、半分近くになりました（「厚生労働省 患者調査」より）。

こうしたことからがんであっても、仕事を続ける人が増えています。厚労省の調査では、がんと診断された人のうち10％は退職していましたが、82％は仕事を続けていました（2012年 治療と就労の両立に関するアンケート調査より）。仕事を続けていた人の中には、いったん退職して再就職した人や同じ会社の違う部署に異動した人もいましたが、その半数以上は同じ会社の同じ部署で働き続けていました。

こうした状況の背景には、がんという病気に対する社会の理解が高まってきたことや、患者さん本人の意識が高くなったことが挙げられます、
がんであっても働き続ける。これは、治療費や生活費の問題もさることながら、働

くことを生きがいの1つとして考え、治療に対しても患者さんが主体性をもって治療に取り組むようになったことなどが大きいと言えるでしょう。

がんであっても、高齢であっても仕事を続け、人生を楽しむ

本書の第1章にも、がんであっても仕事を再開し、スポーツも楽しむようになった方が登場します。

この方Y・Kさんは60代半ばで悪性リンパ腫になり、手術で腫瘍を摘出しておられます。ところがまもなく再発し、今度は主治医と相談し、手術をせずに経過観察をしておられました。

この方が治療の助けとして自ら選んだのが、本書でご紹介するアントロキノノール含有エキスというサプリメントです。Y・Kさんがこのアントロキノノール含有エキ

スを飲みはじめて2年がたちます。腫瘍は進行が止まり、転移もなく、手術などの治療はせずにすんでいるとのことです。しかも以前よりはるかに体調がよく、療養のために休んでいた農業に再び取り組むことができるようになったそうです。2017年秋には、何年ぶりかで稲刈りをすることができたとして、とても満足しておられました。

「しばらく風邪もひいてないんです。ゴルフも楽しめるようになって、体力は以前よりずっとあります。これはアントロキノノール含有エキスのおかげだと思います」

農業は重労働です。特に稲刈りは、たとえ機械で行ったとしても、刈り取った稲をコメにし流通過程に乗せなければなりません。機械作業以外にもたくさんの作業が発生します。天候との折り合いもあり、若い人でもくたくたになる仕事です。それが「満足感でいっぱい」とは何とタフな68才でしょう。

がんだからとにかく手術でとってしまう。あるいは抗がん剤や放射線で叩き潰すといったやり方をY・Kさんは選びませんでした。様子をみながら対処する。がんが進行しなければ、そして生活に支障がなければ、治療をしない。もちろん病院での検査、医師の診察を受けながらです。

そして食事や運動、仕事、そしてサプリメントなど無理のない方法で体力をつけ、充実した生活をおくる。おそらくY・Kさんの免疫力、あるいは自己治癒力は日々向上しているに違いありません。

Y・Kさんの健康法、あるいはがんとの付き合い方は、これからの時代の新しい回復モデルとなるのではないでしょうか。

抗がん剤研究が生んだ新しいサプリメント

Y・Kさんが使用しているアントロキノノール含有エキスは、少し特殊なサプリメントです。成分は台湾の漢方素材であるベニクスノキタケというキノコ。本国では、その希少性と高い薬理作用から厳しく取り扱いが管理されている生物です。というのもこのきのこは現在抗がん剤の素材として研究が進められており、アメリカや台湾で臨床試験の最中だからです。

ご存じの通り1つの薬が出来上がるまでには、気の遠くなるような時間がかかります。いくら優れた薬理作用があっても、認可が下りて臨床現場で使われるまでは患者さんに1㎎たりとも使ってもらうわけにはいきません。そこで近年では、同じ素材を、医薬品としての研究と並行してサプリメントとして市場に出す動きが盛んになってきました。

特にアメリカのような医療費の高い国では、高額な薬ではなくサプリメントが広く流通しています。製薬会社としても、認可が下りるまで全く市場に出せないよりは、サプリメントとしてある程度販売できればビジネスとしても意味があります。

ただし抗がん剤をそのままサプリメントにすることはできません。抗がん剤ともなれば有効成分は凝縮され、自然の生薬の何十倍～何百倍という濃度になります。医師の監督下でなければ到底使用することはできません。

そこでアントロキノノールの研究者たちは、濃度を高め抗がん作用を高める薬の製造とは逆に、自然の生薬に近いかたちのサプリメントを考えました。このあたりは企業秘密で、抗がん剤との成分の違いについて正確な情報は公開されていません。

しかしアントロキノノール含有エキスは、従来の栄養成分を固めたようなサプリメントとは全く異なる過程で誕生したものです。アントロキノノールは現代の抗がん剤研究が生んだ新しいサプリメントであり、医薬品に準ずる信頼性を持った物質であると言えるでしょう。

サプリメント新時代。限りなく医薬品に近い物質

サプリメントや健康食品などは大して効果がない、そんなものでがんが治ったら医者はいらない。そういう考えもあるでしょう。

確かに以前はサプリメント、健康食品などは栄養剤に毛の生えたようなもので、気休め程度にすぎなかったかもしれません。また情報が多すぎて、どれが本当に効果があるのか、見分けがつかないものが多かったように思います。また中には、有害な農

薬や化学物質で汚染された商品や劣悪な品質のものもありました。

けれども時代は大きく変わりました。最近は、治療目的に合致した成分が高用量に含まれたサプリメントが増えています。スーパーやコンビニで買えるビタミン剤や栄養剤とは明らかに違う、高品質で効果の高いものが増えてきたのです。

今、多くの製薬会社がサプリメントを製造販売しているのをご存じでしょうか。テレビや新聞の広告をよく見ていると、様々なサプリメントの製造元として有名な製薬会社が名を連ねています。医薬品の傍らでサプリメントを研究開発し、市場に出す。医学、薬学だけでなく分子生物学や遺伝子工学、微生物学など初めから科学分野の研究者が携わる。医薬品と同じレベルの研究が積み重ねられ、しっかりと臨床試験も行っています。

本書でご紹介するアントロキノノール含有エキスも、まさにそうしたサプリメントです。しかも抗がん剤の開発過程でサプリメントとして転用されており、その抗がん剤も臨床試験の最終段階というレベルにあります。サプリメントとしての有効性は折り紙付きと言っていいでしょう。

がん最新情報　ここまでわかったがんのメカニズム

医学研究は日進月歩です。ここからはがんについてわかっている情報をご紹介していきます。

毎日何千個ものがん細胞が発生している

私たちの体内では、誰でも毎日数千個のがん細胞が発生していると言います（数百～数万という説も）。1年365日、毎日休みなくできている、と考えられています。

しかしそれが必ずしも「がん」という病気になるわけではありません。前述のように2人に1人ががんになるとしたら、同じ数の人だけがんから免れていることになります。それは私たちの体に、がんを未然に防ぐしくみがあって、毎日がん細胞を駆逐してくれているからです。

がん細胞ははじめからがん細胞なのではなく、もとは正常な細胞です。その正常な細胞ががん化するのにも何段階かあって、それを未然に防ぐしくみもあります。

このように何重にもがんを防ぐしくみがあるにもかかわらずがんになってしまうのには、第1に加齢、つまり年を取ることによる体の衰えがあります。他にも紫外線、タバコ、過度のアルコール、ストレス、化学物質、ウイルスといったたくさんの原因が積み重なって、正常細胞はがん化します。

年を取ることは誰にも止められませんが、他のたくさんの原因は工夫次第で少しずつ避けることができるので、がんはある程度「予防できる」ということもできます。ただしあくまで、ある程度です。

またがんは遺伝性の病気ではありませんが（一部遺伝性のがんも存在する）、がんに「なりやすさ」は遺伝すると言ってもいいでしょう。したがって両親など親族にがんにかかった人が多い人は、がんの原因をできるだけ排除するなど予防に努め、マメにがん検診を受けて対策することが賢明です。

がんを防ぐしくみは、同時にがんを治すしくみでもあります。免疫はその代表格で、がんになっても免疫は働き続けています。がんになってしまった人は、がんを防ぐしくみを理解し、治癒へのヒントにしていただければと思います。

「1センチ」のがんになるまで10年以上の時間がかかっている

私たちの体は60兆個の細胞でできているといいます（この説はあまり検証されておらず最近の学説では30兆個〜40兆個が有力）。ものすごい数ですが、細胞1個の大きさはわずか10ミクロン。1ミクロンは1000分の1ミリ、10ミクロンは100分の1ミリです。髪の毛の太さの10分の1くらいときわめて小さいものです。がん化した細胞も同じですから、この段階ではどんな検査でもみつかりません。

たった1つのがん細胞が増殖し1個が2個、2個が4個、4個が8個と倍々ゲームで増えて、やがて1ミリの大きさになります。この時点でがん細胞は100万個に達しますが、1ミリのがん細胞も、まず検査ではみつからないでしょう。

がん細胞の存在が精密な画像診断で発見されるのは、そこからさらに倍々ゲームで10億個になったくらい。大きさでは1センチくらいです。

たった1個のがん細胞が10億個になるまでには10年、あるいはそれ以上かかると考えられています。大きさは1センチ、重さはわずか1グラムです。

1センチのがんは大きくなるのが早い

1センチの大きさのがんは、レントゲンではまずみつかりません。おそらくヘリカルCTなら可能という大きさです。

この段階でみつかれば多くは早期がんです。進行度でいえばステージⅠくらい。手術で比較的簡単に切除できる可能性が高く、「早いうちにみつかってよかった」と言われる段階です。

しかしこの段階を過ぎると、がん細胞が大きくなるスピードは速くなります。細胞分裂は同じ速さでも、単純計算で常に2倍に分裂しているのですから、1センチが2倍になればもう2センチです。次が4センチ、次は8センチです。

発見できる大きさになってから、早期治療が可能な時期はあまり長くありません。何とかステージⅠの段階で発見し治療することが理想です。がんの部位や性質にもよりますが、1センチの大きさから1年以内に治療を開始できれば、治癒の可能性は大変に高くなります。

がんは早期発見・早期治療が大事だと言います。それは単純にがんが小さいうちに、というだけでなく、発見できる大きさになったがんは成長が早いためです。

DNA

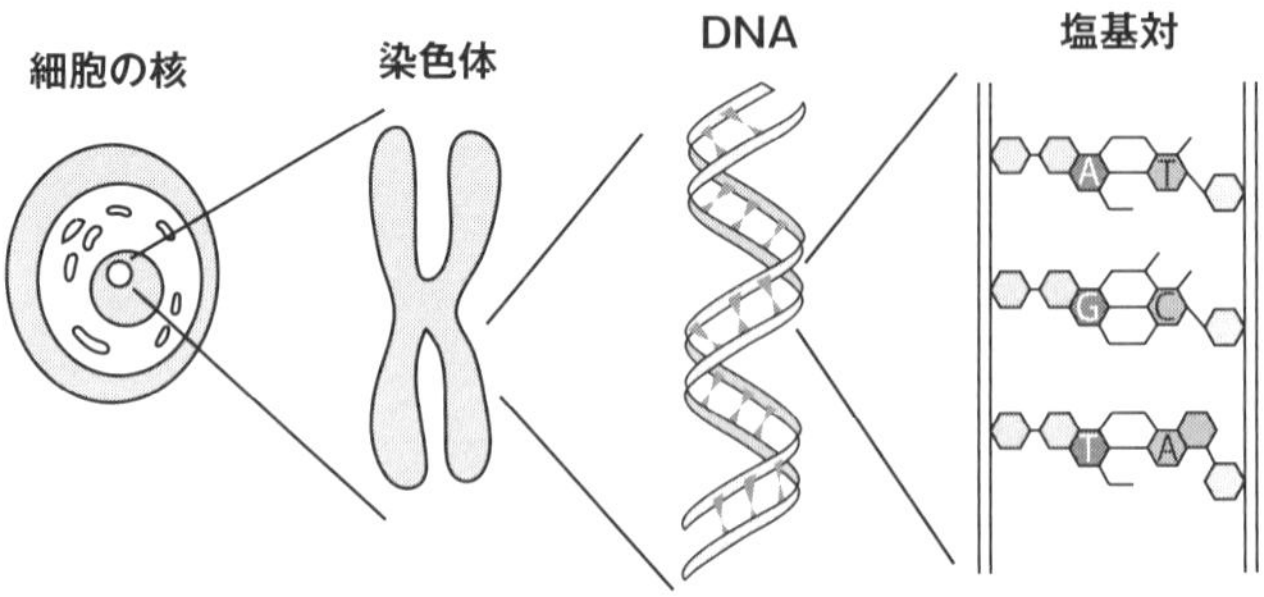

がんの始まり。遺伝子とは何か

もう少しがん細胞の誕生をさかのぼってみましょう。

がん細胞は、はじめからがん細胞なのではありません。はじめは健康で正常な細胞です。この細胞が分裂して増殖する際に異常が起きてがん細胞が誕生してしまいます。

ちょっと高校の生物の時間を思い出して下さい。細胞と遺伝子の関係は図のようになっています。私たちの細胞、60兆とも30兆とも言われる膨大な細胞の1つ1つに核とよばれる中心部があります。核の中には染色体が格納されており、染色体の中にはＤＮＡが細かく折りたたまれています。このＤＮＡのひもを引き延ばすと、あの有名な二重らせん構造が姿を現します。このＤＮＡこそ私たちの体の設計図、遺伝情報そのものである遺伝子です。

遺伝子にはヒトの身体を形づくる基本情報だけでなく、たとえば「髪の毛は黒」とか「一重まぶた」とか「鼻が高い」といった個性を形づくる情報が書き込まれています。

がん化の危険ゾーン。細胞分裂の際、コピーのミスが起きる

さてこのＤＮＡの二重らせん構造は、細胞分裂の際１本ずつにほぐれ、それぞれが自身のコピーを作ります。そうしてそれぞれが再び二重らせん構造になります。こうして１つの細胞は同じＤＮＡ＝遺伝子を持った２つの細胞になるわけです。

細胞の分裂と増殖はこのようにして行われていますが、この段階ががん化の危険

細胞分裂・増殖のしくみ

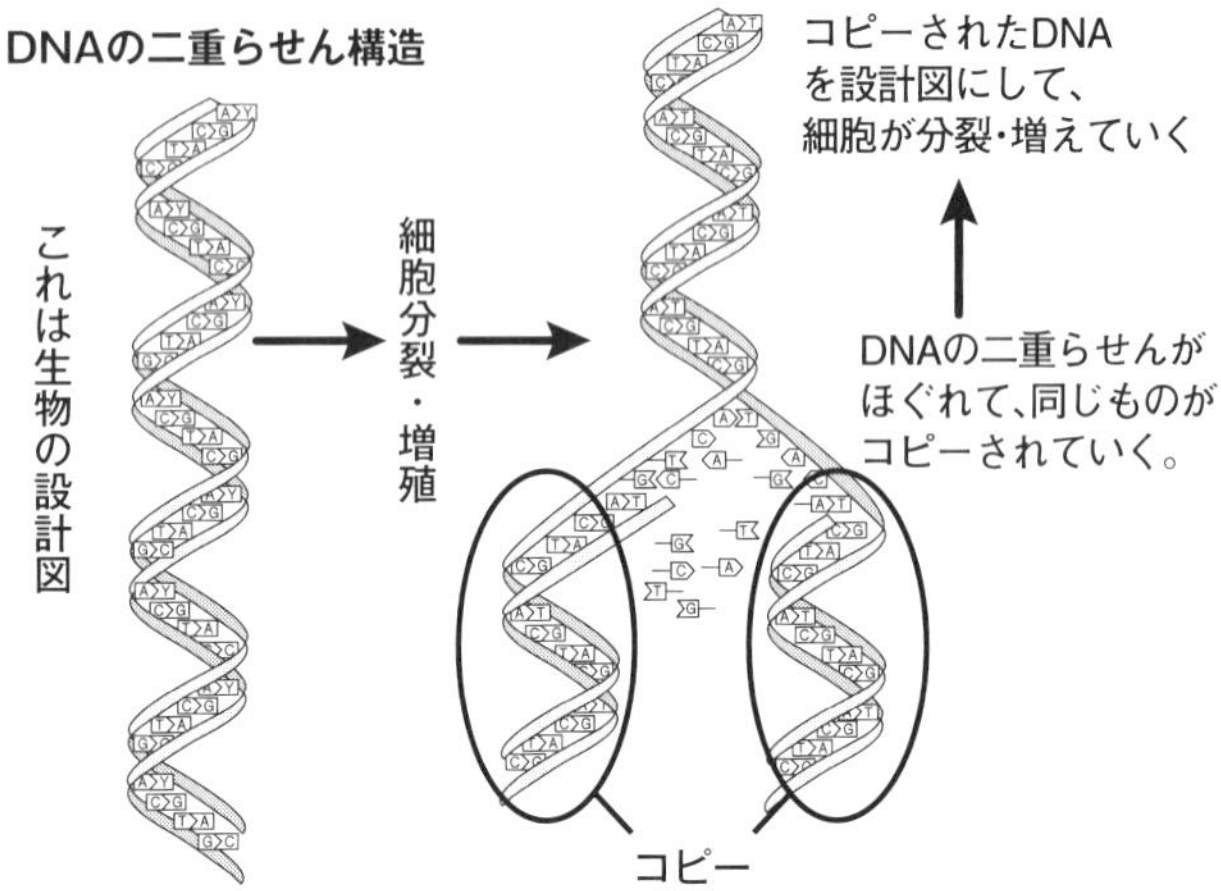
DNAの二重らせん構造
これは生物の設計図
細胞分裂・増殖
コピーされたDNA
を設計図にして、
細胞が分裂・増えていく
DNAの二重らせんが
ほぐれて、同じものが
コピーされていく。
コピー

ゾーンでもあります。

ＤＮＡ＝遺伝子は、それほど頑丈ではなく、様々な物質によって傷がつきます。例えばウイルスや細菌、化学物質、紫外線や放射線などがそれです。こうしたいわゆる発がん性物質は、らせん構造を切断したり、遺伝子そのものと結びついたりすると正常な遺伝子が異常な遺伝子に変異します。そうした変異した遺伝子こそがん遺伝子です。

がん化した遺伝子＝がん遺伝子も、やはり分裂して増殖します。こうして異常な遺伝子を抱えたがん細胞ができてしまうわけです。

細胞の寿命を決定するテロメアとがん細胞

さてこの遺伝子に傷がついた細胞は、DNA＝遺伝子情報に間違いが生じます。間違った遺伝子情報のまま分裂していくと、間違った細胞が次々に誕生するようになります。

この「間違った情報」とは何かというと、その細胞の「寿命」という情報が欠落していることです。正常な細胞はDNAによって寿命が決まっており、寿命とはその細胞の分裂回数です。分裂回数の終了イコールその細胞の死です。

細胞の分裂回数を決めているのはDNAの入っている染色体の末端に位置するテロメアと呼ばれる部分です。細胞が分裂するとテロメアの部分が少しずつ失われ、それがなくなると分裂が終わり、細胞の命も終わりです。老化を司るのもこのテロメアではないかとされています。

ただし細胞の中には、分裂を繰り返してもテロメアが短くならないものがあります。

それはテロメアの塩基配列を子孫に伝える生殖細胞です。生殖細胞ではテロメラーゼという酵素が働いてテロメアを維持することができるのです。

ところががん細胞は、生殖細胞同様にテロメラーゼが無限に活性化し、テロメアが失われることはありません。無限に分裂増殖し増え続けていきます。がん細胞が死なない細胞とされるのは、テロメアが失われないことに起因すると考えられています。

細胞分裂・増殖のブレーキをかけるがん抑制遺伝子

テロメアが無限に維持され、増殖の止まらないがん細胞。その始まりは遺伝子に傷がついたがん遺伝子の誕生です。がん遺伝子の間違った情報によって、細胞増殖のアクセルが踏まれたままの状態になり、がん細胞は無限に増えてゆきます。そうして死ぬことはありません。しかしこうした現象に対抗する働きが、私たちの遺伝子のレベルでもきちんと存在しています。がん抑制遺伝子です。がん遺伝子が車のアクセルとするとそのブレーキにあたるのががん抑制遺伝子です。

がん抑制遺伝子は遺伝子の傷を修復したり、細胞にアポトーシス（細胞死）を誘導したりする働きをします。こうして細胞のがん化に歯止めをかけたり、がん化した細胞の増殖をくい止めたりしています。

これまでの研究で、がん抑制遺伝子にもいくつか種類があり、その働きが異なることもつきとめられています。

あるがん抑制遺伝子は遺伝子の傷を修復し、あるがん抑制遺伝子はアポトーシス（細胞死）を誘導し、またあるがん抑制遺伝子は細胞の増殖を抑制します。このようにあらゆる段階でブレーキをかけ、がん細胞の増殖を防いでいるのががん抑制遺伝子というわけです。

こうした遺伝子レベルでのがん化抑制がうまくいかなかった場合に、がん細胞が誕生し、分裂と増殖を繰り返して成長してしまうわけです。

実際に私たちの体内では、こうしてがん抑制遺伝子の抵抗もむなしく、毎日数千個のがん細胞が誕生しているわけですが、もしそうなっても、われわれの体には免疫という素晴らしいシステムがあって、そう簡単にがん細胞を増殖させることはありません。

内なる敵・がん細胞と闘うがん免疫

免疫は、私たちが病気（疫）を免れ、健康を維持するためになくてはならない働きです。免疫というと、まずはじめに風邪やインフルエンザのような感染症が思い浮かびます。もし免疫という働きがなければ、私たちはウイルスや細菌など地球上の多種多様な微生物に襲われ、たちまち命を落としてしまうでしょう。免疫は感染症から身を守る強力な防衛体制です。感染症だけではありません。免疫はケガや火傷のような外傷、骨折などでも重要な役割をしており、治癒に向けて働いています。

がんに対しても同様です。ここまで述べてきたようにがんは、もとは正常な細胞であったものが変異し、私たちの健康をおびやかし、命を危険にさらす危険因子です。

免疫はこの内なる危険因子・がんに対しても強力な防衛体制を持っており、日々活動しています。がんに対する免疫のことを「がん免疫」、あるいは「腫瘍免疫」と呼びます。

前述のようにがん細胞は、遺伝子のコピーミスによってがん化してしまった細胞であり、もともとは自分の細胞です。細菌やウイルスのような明らかな異物ではないので、見分けるのが難しい敵でもあります。それをちゃんと見分けて、この細胞は「自分自身ではない」「非自己」として認識すること、そして攻撃・殺傷し排除する働きが「がん免疫」です。

がん免疫の主役は免疫細胞（白血球）軍団

免疫細胞（白血球）は全身いたるところに存在します。あるものは血液に乗って全身をパトロールしており、あるものはリンパ節でがん細胞などの異物や敵を待ち構えています。また多くの免疫細胞は腸管に常在しています。こうして全身くまなく免疫細

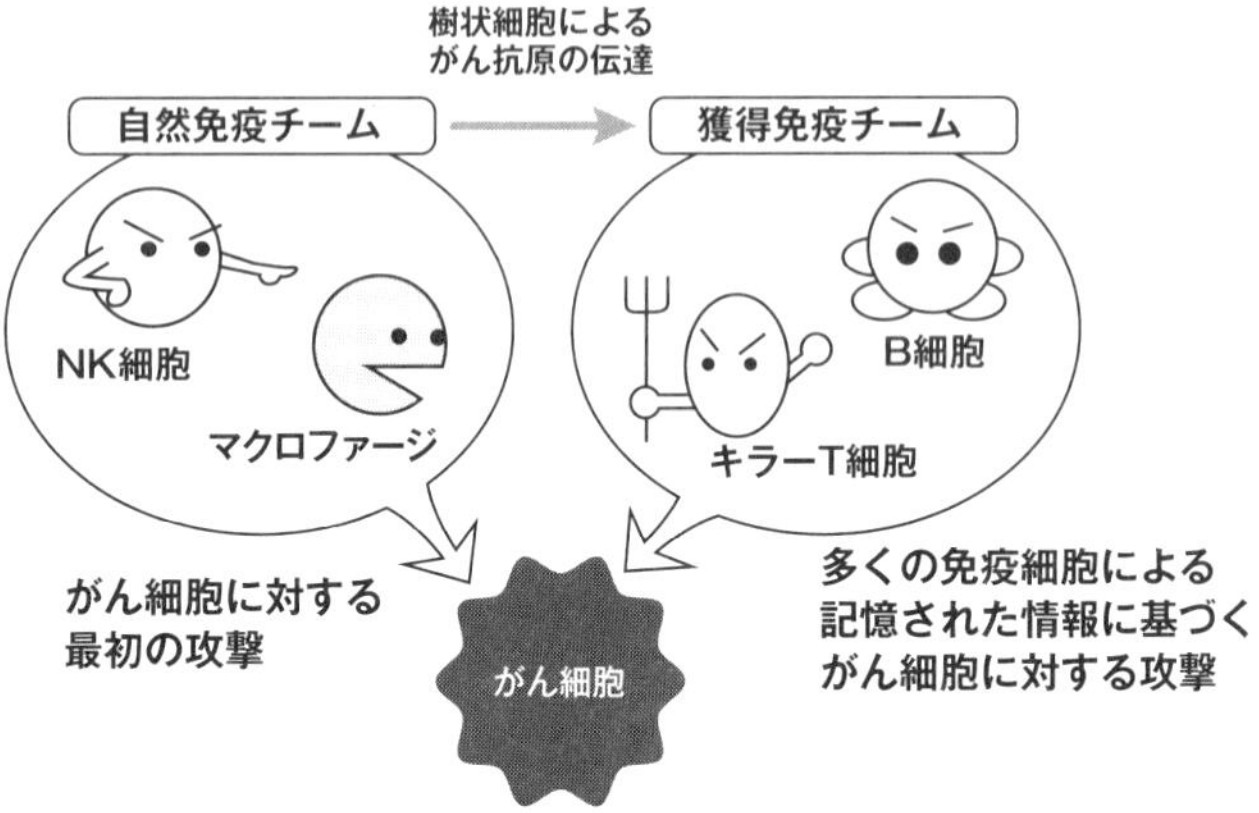

胞が守りを固めています。

さてその免疫細胞（白血球）には、リンパ球や単球、顆粒球などがあり、それぞれの働きを持って連携しています。その働きの最前線にいるのは全身をくまなくパトロールする樹状細胞やマクロファージ、NK細胞などです。

これらの細胞はがん細胞を発見すると、これを食べたり、破壊したりします。その働きは、発見したがん細胞をその場で殺傷することです。こうした異物に対するダイレクトな働きを、生まれながらに持っている免疫、自然免疫といいます。

こうした最前線の免疫は、異物発見→殺傷、排除のみならず、免疫細胞が闘った相手は何者かを免疫防衛軍の司令塔であるヘルパーT細胞などに知らせる働きも持っています。この働きを「抗原提示」と言い、樹状細胞やマクロファージの最も重要な働きとされています。

「抗原提示」とは、免疫細胞が闘った敵が何者であるかを知らせることです。抗原とは敵の破片であり、いわば指名手配写真のようなものです。この破片（指名手配犯の写真）を受け取ったヘルパーT細胞は、仲間の免疫細胞たちに、攻撃指令を出します。「この写真のヤツをやっつけろ！」というわけです。

これによってキラーT細胞（細胞障害性T細胞）やB細胞などが参戦します。B細胞はがん細胞に対する弾丸（抗体）を生産して攻撃し、キラーT細胞らも活性化して直接攻撃をしかけます。

このようにがん細胞に対しては、あらゆる免疫細胞が立ち向かう総力戦となります。

がん免疫の主役・最強の殺し屋NK細胞

がん細胞に対して、最も強力な攻撃力を持つのはNK細胞と呼ばれるリンパ球です。がんと免疫の話でもよく登場するので、ご存じの方も多いでしょう。全リンパ球の10%~30%を占めるなど量的にも多く、非常に頼もしい細胞でもあります。

NK細胞は、他のリンパ球とは一線を画す独自の働きをすることで知られています。NK細胞はナチュラル・キラー細胞(natural killer cell=生まれながらの殺し屋細胞)の略です。名前からして強そうですが本当に強い働きをします。なにしろこの細胞は、司令塔であるヘルパーT細胞の命令を受けることなく、自らの判断で敵を発見し攻撃します。常にほぼ単独で体内をパトロールしており、がん細胞を見つけ次第これに接触し攻撃を開始します。

攻撃方法は、NK細胞が持っている特殊な弾丸による狙撃です。その弾丸はパーフォリンという物質で、これを撃ち込んでがん細胞に穴を開け、グランザイムという顆粒を打ち込みます。グランザイムはがん遺伝子の鎖を断ち切り、がん細胞の無限の増殖を止め死滅させるのです。

NK細胞を強化し免疫力、回復力を高めるアントロキノノール含有エキス

本書でご紹介するアントロキノノール含有エキスには、前述のNK細胞を活性化する働きがあると考えられています。それはこの物質に含まれるアントロキノノールそのものとβグルカン、トリテルペン類による二重、三重の力が働くためです。

第1章でご紹介したTさん（肺がん　60才）、Sさん（肝がん　70才）らががんを消滅させることができたのは、がん治療だけでなくアントロキノノール含有エキスの力が加わったからではないかと考えられるのです。

いずれの方も抗がん剤治療を受けておられますが、それだけではがんを消すことは出来ませんでした。その後、アントロキノノール含有エキスを飲むことによって、が

んは消滅しています。これは抗がん剤によって衰えたがん細胞に、アントロキノノール含有エキスで強化されたNK細胞など免疫細胞の力が加わったからではないかと推察できます。

抗がん剤はもちろん外科手術も、患者さんの体力を落とし、免疫力を著しく低下させます。少なくともアントロキノノール含有エキスには、免疫力を高め、抗酸化力で炎症を抑える働きがあるので、がん治療を補完する働きは間違いなくあるはずです。

やはりがんに対しては、標準治療だけでなくアントロキノノール含有エキスのような補完療法があった方が、治癒の可能性は高まり、よりよい結果につながると考えられます。

がん免疫は年と共に衰える

私たちの体に備わった遺伝子の修復システム、加えてがん免疫が完璧ならば、いくらがん細胞が毎日数千個も誕生しようと問題はありません。しかしヒトが年を取り体のあちこちが弱り始めると、遺伝子修復システムもがん免疫も同様に衰えてきます。

年をとって病気がちになるというのはそういうことで、免疫システムが取り逃がしたウイルスで風邪をひいたり、侵入した細菌で肺炎になったりします。若い頃には考えもしなかったような些細な病気で寝込んだり、思わぬ病気で入院したりするものです。がんも同様です。加齢とともに免疫システム全体が弱り、がん細胞を完全には退治できなくなってきます。

免疫システムの衰えに関して象徴的なのは、免疫細胞を作る胸腺の衰えです。胸腺はT細胞を育て上げる働きを担っているのですが、そのピークは20才前くらいと言われています。それから徐々に衰えていき、中高年になると胸腺は小さくしぼんでしまい、充分なT細胞を作れなくなってしまいます。

同様に、たくさんの免疫細胞をストックし、免疫細胞ががんを攻撃する物質（抗体）を作る場所である脾臓も、加齢と共に小さくなって働きが低下してしまうのです。

さらに固有の免疫細胞が常在し、食物と一緒に入ってくる異物を選別している腸管も、次第に老化し弱ってきます。これによって腸管にいる免疫細胞も減少して働きが衰えるため、がん免疫だけでなく全身の免疫力も低下していきます。

なぜ年を取るとがんになりやすくなるのか

加齢によって次第に衰えてくる免疫システム。免疫細胞自体も、胸腺や脾臓の縮小によって減っていき、若い頃のような機動力はなくなっていきます。

ところががん細胞自体は、老化によって減るどころか逆に増えていきます。がん細胞は遺伝子のコピーミスによって発生するので、老化によってミスも増え、がん抑制遺伝子の力も衰えれば、がん細胞ができる機会が増えていきます。

毎日数千個も誕生するがん細胞の中には、衰えた免疫細胞のパトロールの隙をぬって増殖し、成長を続けるものも増えていきます。

もともとがん細胞は自身の細胞、自身の一部なので、姿かたちが正常細胞とよく似ています。衰えた免疫細胞にとって、決して発見しやすい敵ではありません。見分けがつきにくいばかりでなく、正常細胞と同じタンパク質を表面に表して仲間のふりをしたり、免疫細胞が攻撃できなくなるタンパク質を作ったりして、攻撃されないように防御していると考えられています。

この免疫細胞が「攻撃できなくなるタンパク質」とは、もともと正常な免疫細胞が反応を制御するために作っているものです。それをがん細胞も作ることが出来るわけですから、その巧妙さには驚かされます。ちなみに現在、最も話題になっている抗がん剤オプジーボは、この「攻撃できなくなるタンパク質」を壊す薬です。

こうして免疫細胞とがん細胞の闘いが、加齢とともに不利になっていくのです。

免疫力には個人差がある。がん免疫にも個人差がある

免疫力には個人差があります。いくつになっても風邪1つひかずに元気な人もいれば、若くても病気ばかりしている人もいます。これは持って生まれた体力や免疫力の違いでもありますが、そればかりではありません。

個人差の中には生活習慣があります。例えば食事、運動、睡眠、ストレス、アルコール、タバコなど。こうしたものの中には、免疫力を高めるものもあれば下げるものもあります。がんを防ぐものもあれば、がんを促進するものもあります。

特に食事。がんにとって食べ物は重大な問題です。がんの原因の6割〜7割は食べ物だと言われています。何をどう食べるかによって、がんになる可能性が大きくも小さくもなるとされています。

ここでは詳しく述べませんが、やはり栄養のバランスのよい食事を続け、肥満や高血圧、糖尿病などを予防できれば、それががんの予防にもつながると考えられていま

す。

運動や睡眠も免疫にとって重要です。最近は特に運動や睡眠と健康の関係が解明され、定期的な運動による健康増進、十分な睡眠による脳の健康が論じられるようになってきました。がん免疫にとっても同様で、がん予防にとって運動や睡眠は非常に有用です。

ストレス、アルコール、タバコなどは、それぞれががんの原因です。がん免疫を低下させ、細胞自体を傷つけてがんを促進するので、できるだけ排除できればそれにこしたことはありません。

こうしたことはがん患者さんにも当てはまります。特にがんであるという事実がもたらす強いストレスや、抗がん剤などによるダメージで免疫力が急激に下がってしまいます。しかし中には、がんであっても主体的に治療に臨み、じわじわと免疫力を持ち直す人もいます。

もちろんがんの部位や進行度、がんの性質による違いが一番大きいのですが、同じがんであっても経過や回復には大きな個人差があるのです。年だから、体力がないから、とあきらめるのではなく、がん治療に主体的にかかわり、どんな治療を受け、どんな目標を設定するかが大切です。

ポジティブに主体的にがん治療を行う人は、それだけでも免疫力が上がります。

生活習慣病、慢性病としてのがん

がんは10年～20年という時間をかけて徐々に成立する病気です。食事や喫煙や飲酒、ふだんの生活などの積み重ね、そして加齢が大きな原因になっています。研究が進めば進むほど、がんは生活習慣病であり、高血圧や糖尿病と同様の慢性病であると考えられるようになってきました。

中にはウイルスや遺伝等による避け難いがんもありますが、多くの原因はふだんの生活の積み重ねの中にあると考えられています。

また前に述べたことと矛盾するかもしれませんが、いくら気をつけていても、特に不健康とは言えない生活を送っている人でもがんになります。酒もタバコもやらず、規則正しい生活をおくっている人でもがんになります。

それは誰もが年を取ることは防げないからといっていいでしょう。年を取って免疫や代謝などが衰え、がんになってしまうというのも現実です。「日本人の2人に1人が、がんになる」というのも、高齢化社会を反映した現実なのかもしれません。

一方、本章の主旨でもありますが、医学の進歩によって、そんながんも治るようになりました。あるいは進行を抑え、症状を緩和し、コントロールができるようになりました。

そうなると今度は逆に、全ての技術とエネルギーを投じて、命がけでがんを取り除くことがベストとは言い切れなくなっているように思います。

がんは可能な限り治す。しかし命を危険にさらすような治療はしない。そのために可能な限り知恵を絞って、あの手この手で治療を行う。そうした考え方が重要な時代になってきたようです。

長く上手に治療を続けるために

がんの治療といえば外科手術、抗がん剤、放射線の3大療法です。この3つが3大療法といわれるものであり、標準治療とも呼ばれます。

しかし実際は、標準治療によってがんが完治する人ばかりではありません。発見が遅かったり、再発や転移があったりと難しいがんを抱える患者さんもおられます。

また実際には3大療法以外にも、ホルモン療法や温熱療法、漢方、そして免疫療法など色々な方法が試みられています。医療現場でも様々な方法を駆使して、患者さんの状態に合った治療が行われるようになりました。

がんには「再発」という困った病態があるため、一度治療がうまくいって、たとえば初期のがんを外科手術で取り除いても、それで終わりではありません。検査上、がんが体内にはない、という状態になっても半年、1年、5年という単位で経過を観察します。「がんがない」状態が5年続けば、ほぼ「再発はなかった」となり寛解とされます。

10年たってようやく無罪放免といったところでしょうか。

このようにがんは、一発勝負で治す病気ではありません。長く、上手に治療を続けながら徐々に消していく病気になったと言えるでしょう。そうした場合、補完代替療法が重要になってきます。がん治療は、がんそのものを消すだけでなく、がん治療を続ける体力、免疫力が重要になってくるからです。

次の章からは、現代のがん治療と補完代替療法、そうしたものを全て合わせた統合療法についてもご紹介していきます。

第3章

がん治療はここまで進歩した

がんの標準治療とは何か

最近、がんに限らず「標準治療」という言葉を耳にするようになりました。

日本における医療の専門家、医師や研究者らが集まって、様々な病気において現在考えうる最も良い、効果が高いとして行われているのが「標準治療」です。

特に重視されるのが臨床試験で、病気、病状、年齢、余病の有無など条件をそろえた患者さんに対して同じ治療を行い、有効であるものを「エビデンス（科学的根拠）」があるとして認めています。

臨床試験は通常3段階あり、①安全性（毒性）、②短期的な効果、③長期的な効果について調べられます。これらすべてに有効と判定されれば標準治療として認められるということになっています。

実際に医療現場で不特定多数の患者さんに行った治療の結果ではなく、あくまで臨床試験と銘打って行われたものの結果がデータとして認められます。というのも不特定多数の患者さんは、年齢はもちろん余病（他の病気）があったりして条件がバラバラだからであるとしています。

例えばがん以外に糖尿病や心臓病があり高血圧の70才の人と、がん以外は全て正常な40才の人では、同じ薬でも効き方が違うのは当然です。効果を客観的に判断するには、同じ条件の人に行った方がいいというわけです。

このように厳しく行っている臨床試験を科学的根拠として、「標準治療」は現在利用できる最良の治療だとされています。安全性においても確かであり、誰に対しても推奨できる治療ということになります。

がんのような病気は、医学研究の中でも日進月歩の分野です。また命に関わる病気でもあります。従って常に最新の医学にもとづいて治療してもらわなければなりません。

そこで医療の世界では、それぞれのがんの専門医、研究者たちが学会や研究会を作り、それぞれのがんについての「標準治療」をもとに、より具体的な治療方針を決めています。

治療は「診療ガイドライン」にそって

では具体的には、どのようにがんの治療は行われるのでしょうか。病院の医師は、それぞれが学んできた医療知識や経験をもとに、治療法を考えているのでしょうか。それも大事でしょうが、がんと言ってもたくさんの種類があります。全身全てにがんが発生しうるので、部位ごとに、がんの種類ごとに学会や研究会が存在します。そうしてそこで決めた治療法を「○○がんの診療ガイドライン」としてホームページで公開しています。２０１８年５月の段階で１００を超えるがんについて、48の最新の「診療ガイドライン」が公開されています。医療関係者であるか否かに関わらず、興味のある人は誰でも閲覧することができます。

がんの「診療ガイドライン」は日本中の医師が治療の指針にしているので、全国津々浦々、どこの病院を受診しても「標準治療」が実施されていると言っていいでしょう。そして治療は、具体的にはこの「診療ガイドライン」にそって進められています。また「診療ガイドライン」は、常に新しい研究に基づいて更新（１年～数年ごと）されているので、ほぼ最新の治療法だということができます。

「標準治療」という概念、あるいは「診療ガイドライン」による治療の実施の背景には、これまで国を挙げて行われてきたがん対策があります。がん治療の地域格差をなくし、全国どこでも平等な治療を受けられるようにしよう。こうした活動を医療水準の均てん化といい、その結果「標準治療」、そして「診療ガイドライン」ができたというわけです。

ひとりひとり違う病状、違う効果

ただし標準治療は常に最良であっても、絶対ではありません。ましてやある治療法が、全ての患者さんに100%当てはまるわけではないのは言うまでもないことです。

同じがん、同じ進行度であっても、患者さんの病状はひとりひとり違います。ほぼ同じ病状の患者さん2人に標準治療で同一の治療を行っても、一方は順調に回復し、一方は全く効果なしという場合も珍しくありません。また病状には、がんの状態がどうであるかだけでなく年齢、性別、持病、体質、あるいは家族構成、職業、考え方など個別の要素も深くかかわってきます。

ですので「標準治療」とは、ベストであっても、いわば万人向けの治療法です。科学的根拠に基づいた最良の治療であることは確かでしょうが、ひとりひとりの病状に合わせたものではありません。「このがんの人には、大体この治療法がおすすめ」といった、大づかみの治療法だと考えていいでしょう。

それをがん治療の基本として、患者さんひとりひとりの病状に合わせた最適な方法を組み立てるのが、現代のベストのがん治療法だと言えるでしょう。

標準治療以外にもがんの治療法はありますし、実際に標準治療以外の治療法を導入してよい結果を得た人もたくさんいます。

標準治療「3大療法」と集学的治療

がんの治療といえば外科療法(手術)、化学療法(抗がん剤)、放射線療法が基本です。これらを3大療法と言います。

ほとんどのがんはこの3つを中心として治療が行われます。どれか1つだけというのではなく、手術と抗がん剤、あるいは抗がん剤と放射線といった具合に、複数を組み合わせて治療が行われます。

例えばがんがある程度大きくなっている場合、抗がん剤である程度小さくしてから手術する。手術で取り切れなかったがんを放射線で叩く。手術で病巣は全て取ったけれども、再発予防のために抗がん剤を使うなど、様々な組み合わせで治療が進められます。こうしたやり方を集学的治療といい、今日のがん治療の主流になっています。

またがん治療は新しい技術や治療法が登場し、変化しています。例えば免疫療法は、今日、免疫チェックポイント阻害剤の登場で非常に評価が高まっている治療法です。

また3大療法の周辺には、ホルモン療法、リバビリや食事療法など様々なサポート体制があります。

がん治療は標準治療が中心になるとはいえ、こうした周辺のサポート体制があってはじめて治療がうまくいくと言っても過言ではないでしょう。

それでは3大療法の現在についてトピックとなる情報をご紹介します。

外科療法（手術）　効果が高く負担の少ない手術へ

内視鏡手術の普及

外科手術は、がんの病巣を切除してしまう治療です。がんが早期で、病巣が一箇所に限定されて転移がなく、がんのサイズが小さければ、この方法が最も確実な治療法だとされています。

日本では、がんの治療といえばまずは手術という時代が長く続いてきました。ただしこの方法は、病巣を切り取るために、まず患者さんの体をメスで切って病巣に辿りつかなければなりません。病巣自体は小さくても、その周辺を大きく傷つけるため、身体的ダメージの大きい治療だと言えます。手術が終わっても、傷が治り、体の機能が回復するまでには時間がかかります。そのためかつてはがん＝手術＝長期入院というパターンが一般的でした。

最近は内視鏡で行う手術が盛んになり、患部を大きく切り開かなくても手術ができるケースが増えてきました。がんがどこにあるかによりますが、患部の周辺に小さな穴をあけ、細い治療器具を挿入して病巣を切除します。この方法は、傷が小さくて済むので「術後の回復が早い」「入院日数が短くなる」「身体機能の損傷が小さい」「社会復帰が早い」「治療費全体が安くなる」といったたくさんのメリットがあります。内視鏡そのものの進歩によって、患部の洗浄や薬剤の塗布といった治療も可能になりました。

胃がんや大腸がんでは、条件にもよりますが、体に穴を空ける必要もありません。胃がんなら口から、大腸がんなら肛門から器具を挿入して施術が行えます。開腹手術と比べれば、患者さんの負担は天と地ほども違います。

未熟な医師による危険な手術も事故多発。

ただし内視鏡手術にはデメリットもあります。それはこの手術には、直接目では見えない患部をカメラの画像を頼りに切除するという、難しい技術が求められることです。病巣はもちろん、その周辺の組織の全体像も見えません。画像は二次元なので立体感や遠近感がなく、かなり勘に頼る部分があります。

そのためカメラの死角にある太い血管を傷つけてしまったり、病巣の取り残しがあったりとミスが起こりやすい治療なのです。特に複数の臓器が入り組んでいる胆管や膵臓は難しく、大出血のリスクが高いことが外科の常識となっています。実際に内視鏡手術による事故は多く、いくつかの病院では、手術時のミスによる大出血で患者さんが亡くなるという事故も起きています。病状によっては内視鏡手術がベストであるとは限りません。開腹手術の方が安全で確実な場合も多いのです。

にもかかわらず内視鏡手術は負担の少ない理想的な手術であるという認識が一般にも広まっており、病院も医師も内視鏡手術を多くこなすことに偏りがちだと指摘されています。これまで内視鏡手術で起こった事故の多くは、技術的に未熟な医師が起こしたミスが原因であり、開腹手術であれば防げたものが少なくありません。

特に経験の浅い若い医師たちは「内視鏡手術」志向が強いようです。彼らは、今や手術の時流は内視鏡だと考えており、手術なら内視鏡手術をやりたがります。またこの手術を数こなすことで、学会から認定医の資格がもらえることから、なおさら内視鏡に意識が向かうようです。

こうした医師や病院の思惑や裏事情は、患者さんにとって何の関係もありません。高度な技術には大きなリスクが伴うのです。そのことをふせて、内視鏡ばかりに力を入れ、患者さんを危険にさらすような事態になっては本末転倒です。

安全確実なロボット手術？

高度な技術という点では、現在ロボット手術が大躍進しています。「ロボットが手術するのか？」「事故が多発するのでは？」と驚く人も多いのですが、操作をするのはもちろん人間。執刀医が操縦席に座り、レバーを使って行う腹腔鏡手術です。執刀医は患部を画像で見ながら、電気メスや鉗子がついたアームを動かして病巣を切り取っていきます。

直接、手で手術した方が正確ではないかと思いますが、実際は逆だと言います。ロボットのアームは人間のような手ブレがなく、人間の手では不可能な回転動作も自在に行い、その動きは精密そのものだということです。また３Ｄ画像のクオリティの高さも治療の進めやすさにつながっているようです。

「ダヴィンチ」という天才芸術家の名前を持つこの手術ロボットは、以前から先進医療用としていくつかの病院に導入されていました。ただ先進医療は健康保険が効かないため、一般的な普及には至らなかったのです。それが２０１２年、前立腺がんの手術で保険適用になると一気に導入する病院が増加。その後、胃がんや大腸がん他主要ながんが対象になるとブームと言える状況を招いています。

ロボット手術は手術が正確なことから安全性も高く、出血量が減り、疼痛緩和、機能温存、術後の回復も良好という評価です。さらに保険適用枠が増えたことで手術費用も下がり、従来の外科手術と変わらないとされています。

ロボット手術の技術の差はどこからくるか

医師が自分の手で執刀するより、ひょっとすれば良好な結果を得られるロボット手術。現在日本中の病院で導入が進められており、導入施設は数百を超えています。また「ダヴィンチ」の特許が切れる頃には、多くの企業が同様のロボットで参入してくるため、今後はさらにこの手術が盛んになると予想されています。

それではどこの病院でロボット手術を受けても同じかというと、残念ながらそうではないようです。やはり病院によって結果のよしあしはあると見られています。ロボット手術といっても操縦するのは人間です。手術の成否を分けるのは、やはり操縦する医師の技術なのです。

ロボット手術は日本での歴史は浅いとはいえ、やはり先駆けて導入し力を入れてきた病院が既にあります。そうした病院の手術症例数は、後発の病院よりははるかに多くなります。症例数が多いということは、担当医の経験が豊富だということになります。当然腕も磨かれます。そこには新しい分野に興味を持つ医師が集まり、人材が豊富になり、さらに症例が増え…という好循環が生じます。

つまりロボット手術においても、やはり経験豊富な医師のいる有名病院が信頼できるという状況になっているようです。

AIが人間を超えた。がん診断ロボットの驚異の情報処理能力

2016年、急性骨髄性白血病として治療を受けていたある日本人女性が、突然、診断と治療の変更という事態に遭遇しました。彼女の本当の病名を診断したのはIBMのAI「ワトソン」です。ワトソンは治療効果の上がらない女性の病気のセカンドオピニオンを任され、ごく稀な他の種類の白血病であると診断。それによって彼女は異なる治療を受けて回復し、退院にこぎつけたのです。

このニュースは「AIが医学の分野で人間を超えた」として大きく報道されたので、ご記憶の方も多いでしょう。

「ワトソン」は東京大学医科学研究所で、膨大な医学データがインプットされていました。発表によれば研究論文2000万件、薬の情報1500万件(当時)です。患者さんの検査データや症状を入力すれば、瞬時にこれらのデータを検索し、合致する病名を言い当てます。もちろん治療法も提示してくれます。

ＡＩによる画像診断でも驚異的な技術が登場しました。内視鏡画像による胃がんの診断をサポートするＡＩで、開発したのはさいたま市の民間クリニックやがん研究会有明病院などのチームです。

驚かされるのはそのスピード。２０００枚以上の画像を1分足らずに読み解き、胃がんか否かの正答率は9割以上といいます。直径5ミリ以下の極小のものを除けば、正答率は98・6％といいます。

胃の内壁は凹凸があり、赤く腫れたような炎症もよく見られます。その中にがんの有無を見分けるのが診断です。専門医でも難しい診断が可能なＡＩは、既に人間の能力を超えたという意見もあります。(毎日新聞朝刊　２０１８年1月29日より)

今後もあらゆる場面でＡＩの導入は進み、臨床現場で活用されるようになるでしょう。

あえて問題点を指摘すれば、その技術をもって治る人と、その技術を試すことさえできない人がいるのもまた事実です。医学の進歩は喜ばしいことですが、そこには必ず不平等感がつきまといます。

薬物療法（化学療法）

抗がん剤が効くとはどういうことか

抗がん剤だけで治るがんは少ない

化学療法は、抗がん剤によってがん細胞を殺してしまう治療法です。新しい抗がん剤が次々に登場していますが、これこそ決定打、これだけでがんを治せる、という薬はまだありません。

抗がん剤には飲み薬や注射、点滴などがあります。薬を投与すると血液中に入り、全身をめぐる中でがん細胞に到達し、これを攻撃し殺します。薬が全身をめぐるので、どこにがんがあっても効き目を発揮しますが、逆に言えば、がん以外の全ての臓器は抗がん剤が到達してほしくないところです。

基本的に抗がん剤だけで治る可能性があるのは急性白血病、悪性リンパ腫、精巣（睾丸）腫瘍、絨毛《じゅうもう》がんなどに限られています。

がんの進行を遅らせることができるのは乳がん、卵巣がん、骨髄腫、小細胞肺がん、慢性骨髄性白血病、低悪性度悪性リンパ腫など。いくらか効果があるとされるのは前立腺がん、甲状腺がん、骨肉腫、頭頸部がん、子宮がん、肺がん、大腸がん、胃がん、胆道がんなどです。

効果がほとんど期待できないのは脳腫瘍、腎がん、膵がん、肝がんなどです。

以上は国立がん研究センターのデータによりますが、抗がん剤に関して驚くほど悲観的、そして正直な説明になっていると思います。

繰り返すと、抗がん剤だけで治る可能性があるがんは少ないので、手術や放射線治療などと組み合わせて使われます。例えば手術の前に抗がん剤で病巣を小さくする、あるいは術後の再発予防や診断ではみつからない微細ながん細胞を殺すといった目的です。

副作用なしに抗がん作用は発揮できない

国立がん研究センターのホームページには、抗がん剤について次のように説明しています。「抗がん剤は、効果が出る量と副作用が現れる量がほぼ同じ。場合によってはこれが逆転している。したがって、抗がん剤で効果を得るためには、副作用は避けられない」

補足するとこうなります。抗がん剤はがん細胞を毒性の強い薬剤で殺してしまう薬。残念ながらこの薬は、がん細胞だけでなく他の健康な細胞にも同じように作用するので、患者さんもその毒性と闘わなければなりません。

抗がん剤は、総じて「細胞分裂の早い細胞」に効く性質があります。というより「分裂の早い細胞をターゲットにしている薬」です。従って分裂し増殖し続けるがん細胞と同様に、毛根や粘膜、骨髄、免疫細胞などの健康な細胞にも作用してしまいます。こうした組織がダメージを受けるので悪心、嘔吐、脱毛、白血球・血小板減少、肝機能・腎機能障害といった症状が現れるわけです。

また患者さん本人には自覚がなくても、白血球・血小板の減少は生命維持にとって大問題です。白血球とは免疫細胞のことであり、これが減れば免疫力が低下します。細菌やウイルスなどの病原体に対する抵抗力がなくなり、肺炎などにかかりやすくなります。こうした感染症は、がんよりはるかに危険で命取りになることもあります。

「抗がん剤が効く」とは一時的にがんが小さくなること

もう1つ国立がん研究センターのホームページから引用して紹介しましょう。それは「抗がん剤が効く」ことの意味です。

「この抗がん剤はよく効く」と書いてあれば、おそらく「これでがんが治る」と考えられるかもしれません。しかし多くの場合、そういうことはありません。抗がん剤で治療して、画像診断ではがんが非常に小さくなり、よく効いたように感じたとしても、残念ながらまた大きくなってくることがあります。それでも見た目には著明に効いたようにみえますので、「効いた」といわれるわけです。例えば肺がんの効果判定では、CTなどによる画像上で、50％以上の縮小を「効いた」と判断します。もちろん、抗がん剤でがんが完全に治るということもありますが、通常「抗がん剤が効く」という場合、「がんは治らないが寿命が延びる」、あるいは「寿命は延びないけれども、がんが小さくなって苦痛が軽減される」といった効果を表現しているのが現状です。

もちろんそれで満足しているわけではなく、がんが完全に治ることを目指していますす。しかし、難治性のがんの多くでは、効果よりも薬物有害反応の目立つことが少なくありません。何と悲観的で、かつ正直な説明でしょう。抗がん剤の効果とは、治ることではなく一時的にがんが小さくなるという意味だと明言しています。

つまり抗がん剤は、一部のがんを除けば、治すほどの力は持っていないのです。その上副作用は苦痛をもたらし、免疫力を下げ、感染症のリスクが高く、命を危険にさらします。

私たちは、抗がん剤とはどういうものかを正しく認識しなくてはなりません。これは決して抗がん剤を否定しているのではなく、事実を理解して使わなければならないということです。がんを治すためには、他にもたくさんできることがある。自分でもできることがある。抗がん剤でがんを小さくできたら、それはそれでラッキーです。そうして副作用をなるべく軽減する。免疫力を高める。気力体力を高める。そういう意識を高めて治療を進めることが重要であるはずです。

薬に耐性。やがて効かなくなる

がんの薬物耐性という言葉をご存じでしょうか。これは通常、これまで効いていた抗がん剤が次第に効かなくなることを意味します。一度はがんが小さくなり、消滅したとしても、その後再びがんが大きくなり、あるいは姿を現し、今度は同じ抗がん剤では効果がなくなるということです。

前述の国立がん研究センターのホームページの記述「抗がん剤で治療して、画像診断ではがんが非常に小さくなり、よく効いたように感じたとしても、残念ながらまた大きくなってくることがあります」とは、おそらくがんの薬物耐性のことを言っているのでしょう。

がん細胞は、抗がん剤が効けば一度は弱って小さくなっていきますが、弱っていく間も周到に力を蓄えていきます。そうして抗がん剤の毒性に耐える力（耐性）を獲得し、増殖できるようになるのです。

最近の研究では、がん細胞は抗がん剤に対して単に「耐えられる」だけでなく、新たにエネルギーを獲得する方法や抗がん剤の毒性を回避する方法も獲得することがわかってきました。いったん耐性を獲得したがん細胞に対して、同じ抗がん剤は無意味です。効果がないだけでなく、正常な細胞、特に免疫細胞に大きな損傷を与えるので有害でさえあります。

標準治療においても、一度化学療法（抗がん剤）が効かなくなったら別の抗がん剤に切り替えることになりますが、患者さんの体力、免疫力へのダメージが大きければ、この切り替えは簡単にはいきません。

果たして抗がん剤治療を受ける患者さんのうち、どれくらい薬物耐性について説明を受けているのでしょうか。一度は効いた薬が効かなくなった時、別の薬に切り替えると聞いた時、どれほど衝撃を受けることでしょう。

抗がん剤治療の限界については、次第に公に語られるようになってきました。最近では抗がん剤治療は延命療法、あるいは補助療法にすぎないと公言する医師や専門家も増えています。

ちなみにここで述べる抗がん剤には、免疫チェックポイント阻害剤は含まれません。免疫チェックポイント阻害剤に関しては、免疫療法の項でご紹介します。

アントロキノノール含有エキスで副作用軽減

標準治療には多くの場合抗がん剤治療が含まれます。抗がん剤を使えば、当然ながら副作用が現れます。その現れ方は人それぞれで、嘔吐などで食事ができない場合や白血球の減少で極端に免疫力が落ちる場合など、治療に耐えられない人も少なくありません。

ところがアントロキノノール含有エキスを使っている方の中には、「抗がん剤の副作用が軽くすんだ」という方がたくさんいらっしゃいます。

抗がん剤は正常な細胞にもダメージを与え、激しい炎症を引き起こし、細胞を死滅させてしまいます。多くの副作用はそこから引き起こされているので、アントロキノノール含有エキスによって炎症が治まれば、副作用も軽減されると考えられるのです。

脱毛、口内炎、貧血、下痢や便秘などは、いずれも抗がん剤によって細胞が炎症を起こして発生していることです。こうした症状が軽減されれば、患者さんのＱＯＬは向上し、ふだんの生活がぐんと楽になることは間違いありません。

副作用の軽減は、単に体が楽になるだけではありません。体が楽になれば食欲も出てきます。運動もできるし、仕事もできます。苦痛がなくなるということはストレスがなくなることです。趣味のゴルフや旅行やカラオケが楽しめるようになります。こうしたことが気力体力を高め、免疫力を高め、がんを克服する治癒力を高めることは間違いないのです。

もちろん標準治療の一環として副作用を軽くする治療もあります。しかしこれも新たな薬の投与になるので、患者さんにとってはまた別の負担につながることもあります。

アントロキノノールのようなサプリメントであれば、体に対する負担はほとんどなく、しかも抗がん剤の副作用を抑えてくれるのですから頼もしい限りです。

末期の食道がんが抗がん剤だけで治った？

第1章でご紹介したアントロキノノール含有エキスの利用者の中には、末期の食道がんと診断されながら、抗がん剤の治療のみでがんが全て消滅した方がおられます。

食道がんはかなり治療の難しい部類に入るがんであり、この方の場合、発見された時に既に手術も放射線治療もできない状況だったそうです。余命宣告もされています。すぐに入院し、抗がん剤治療が繰り返された結果、半年でがんはほぼ消滅。退院し、現在は全く医学治療は行っていないそうです。体調は回復し、がんと治療のために低下した体重や体力も戻り、お元気ではつらつとした生活をおくっておられるようです。誰もが拍手したくなる回復です。ただし末期の食道がんが抗がん剤だけで消滅してしまうというのは、奇跡に近いといっていいのではないでしょうか。

食道がんは抗がん剤だけで治る部類のがんではありません。それでも全てのがんが消滅するには、この方の強力な回復力、治癒力があり、その陰でアントロキノノール含有エキスも十分に役に立っていたのではないかと思うのです。この方はアントロキノノール含有エキス以外にもサプリメントを使っておられ、医学治療もふくめて「何が効いたかはわからない」とコメントしておられます。

その通りなのではないでしょうか。今日、治療の難しいがんが治癒に至るには、何か1つが効いたというより、様々な方法が複合的に働き、その人の免疫力、体力、気力も合わさってがんに勝利したというケースが実際にあるのだと思います。

従って難しいがん、進行してしまったがん、次章で述べる再発、転移がんでもあきらめることはありません。今ご紹介した方のように、どんな状況の人にも治る可能性は充分あるのです。

放射線療法　保険適用か否かがカギ？

多彩で多機能。
通院で治療可能になった放射線療法

放射線療法は、近年大きく進歩した治療法です。以前に比べると適用となるがんが増え、ほとんどすべてのがんに使うことができるようになりました。

その目的は多彩で、直接がんを死滅させるだけでなく、手術前にがんを小さくしたり、再発予防のために照射することもあります。がんが大きくなることで発生する痛みや神経症状、不快症状をとるなど、緩和ケアの治療を行うこともできます。根治治療から補助療法、苦痛をとる緩和ケアなど多彩な役割を担うようになっています。

放射線療法のメリットは、やはり身体的なダメージが少ないこと。臓器の機能をそのまま残せるのは大きなメリットです。

治療中、患者さんはベッドに横たわっていればよく、治療にかかる時間も通常、1回に数十分程度です。放射線の照射には、多くの人が想像する熱感や痛みは全くありません。体感的にはCTやMRIなどの検査と変わりません。治療そのものには全くダメージがないので、体力のない高齢者でも問題なく治療を受けることができます。

基本的に通院で治療が可能なのも大きな特徴です。普通の生活をしながら治療を続けられるのは、以前は考えられないことでした。今日では多くの患者さんは、仕事を続けながら病院に通っています。

再発には使えない

放射線療法にはデメリットもあります。以前に比べれば照射の範囲を患部に絞り込めるようになり、患部以外へのダメージが少なくなったとはいえ、放射線を浴びることには変わりません。放射線は遺伝子を破壊するため、がんの原因にもなります。がん細胞以外の細胞への悪影響を極力減らすため、人が生涯において照射可能な線量が部位ごとに定められています。

もしこの治療でがんが消え、その後再発した場合でも、再び同じ部位に放射線治療を行うことはできません。一つのがんに対し、放射線治療は一回限りと言われています。1回というのは1照射という意味ではなく、治療計画に基づいて数回照射する一期間、1クールといった意味です。

第1章でご紹介した患者さんの中にも、放射線治療を受けた方が何人かいらっしゃいます。うまくいった方もおられますが、うまくいったもののその後転移し、放射線療法が二度と受けられないことから途方にくれた方もおられます。効果があると言っても難しい問題もはらんでいるわけです。

放射線治療には副作用もあります。個人差は大きいものの、放射線を照射した部分が赤くなったり、かゆみ、乾燥が起きることがあります。頭部照射の場合の脱毛、胸部照射の場合の肺障害など、どこを治療するかによって副作用の現れ方は異なります。また治療後、全身に疲労感、倦怠感がおこることがあります。

健康保険が効かない。1回300万円の治療も

放射線治療のもう1つのデメリットは、同じ放射線療法の中でも健康保険が適用されないものがあることです。がんの種類や部位によって健康保険が使えるものと使えないものがあります。

中でも粒子線(陽子線と重粒子線)治療は、効果が高いと言われながら健康保険が適

用されるがんの種類は極めて少ないのが現状です。頭頸部、骨軟部、そして2018年4月から前立腺がんが適用になって全部で3か所です。たとえば肝がんや肺がん、すい臓がんなどでは、治療効果が高いとされながら保険適用外になってしまいます。またがんの大きさや転移の有無によっても保険適用外となる場合がたくさんあります。

治療ができないのではなく保険が使えない。自由診療ではできる。ここに大きな不公平感が生じます。

同じがんでも健康保険が適用できて、かつ高額療養制度が使えれば月数万円ですむ場合もあれば、「該当するがんではないから」「がんのサイズが大きいから」「転移があるから」という理由で健康保険が使えず、治る病気も治らないケースが生まれます。医療機関によりますが、治療費は一般に1回300万円などと言われています。その費用が払える人は治り、払えない人は治らない、ということになります。

最近のがん保険に「高度先進医療特約」のついたものが盛んに宣伝されているのは、こうしたがんの治療に備えてのことです。

周囲の組織に影響なく、いびつながんにも有効。強度変調放射線治療（ＩＭＲＴ）

目覚ましい進歩を続ける放射線治療の中で、現在最も注目されているのが強度変調放射線治療（ＩＭＲＴ）です。

この治療装置では、付属するコンピュータの計算によって、がんの組織にのみ高い放射線を照射することが可能です。これまでも同様の放射線治療はありましたが、現在最も高度なレベルの治療だと考えられています。

特に放射線の量をがんの形状に応じてコントロールできる点が特長です。様々な方向から、放射線に強弱をつけて照射することができるため、がんのかたちが複雑で焦点が絞れなかったものにも照射できます。放射線治療の最大の弱点であった正常細胞への影響を、極力おさえることができることも特長の1つです。たとえば、がんが丸い円のような形であれば、照射は円の中心を狙えばいいので簡単です。けれどもがんがアメーバのようにいびつで不定形なものだと、焦点を絞りきれず、放射線は周辺の正常な細胞もたくさん当たってしまうでしょう。

しかしＩＭＲＴなら、正常細胞への悪影響は最小限に、がん細胞に対する効果は最大限に治療できることから、現在最も評価が高くなっています。

治療費は、がんの部位や種類によって健康保険が使えるもの、一部使えるもの、全く使えないものなどさまざまです。健康保険が使えてもやはり高額ではあります。しかし健康保険が使える場合は、高額療養費制度などの公的な補助が受けられるので、自己負担を抑えることができます。

免疫療法新時代。免疫チェックポイント阻害剤とは

現代のがん治療において最も注目されているのは、やはり免疫チェックポイント阻害剤オプジーボでしょう。この薬の登場で、これまで評価が今一つだった免疫療法が

一気に脚光を浴びています。

ここでこの薬を簡単に紹介してみましょう。

オプジーボ（薬剤名ニボルマブ）は、私たちの体に備わった免疫力、特にがんに対する免疫力を高めることでがんを倒そうとする薬です。当初悪性黒色腫（メラノーマ）の薬として認可されましたが、肺がんや腎臓がんにも適用されることが決まり、またほとんどのがんにも有効とされ期待が高まるばかりです。

ではこの薬はなぜそんなにすごいのでしょう。そして本当に期待通りの薬なのでしょうか。まずその作用機序、つまり薬がどのように働くかをご紹介してみます。

オプジーボは、免疫チェックポイント阻害剤です。

がん細胞は、われわれの体の免疫細胞の攻撃を巧みに逃れるワザを持っていて、免疫チェックポイントもその１つです。

がんを攻撃する免疫細胞の一種であるＴ細胞は、がん細胞をみつけると接近して攻撃しようとします。ところががん細胞は、Ｔ細胞が攻撃を停止する分子（ＰＤ－Ｌ１）を表面に出し、Ｔ細胞から出ている分子（ＰＤ－１）とガッチリ結合します。この結合

抗PD-1 抗体の仕組み

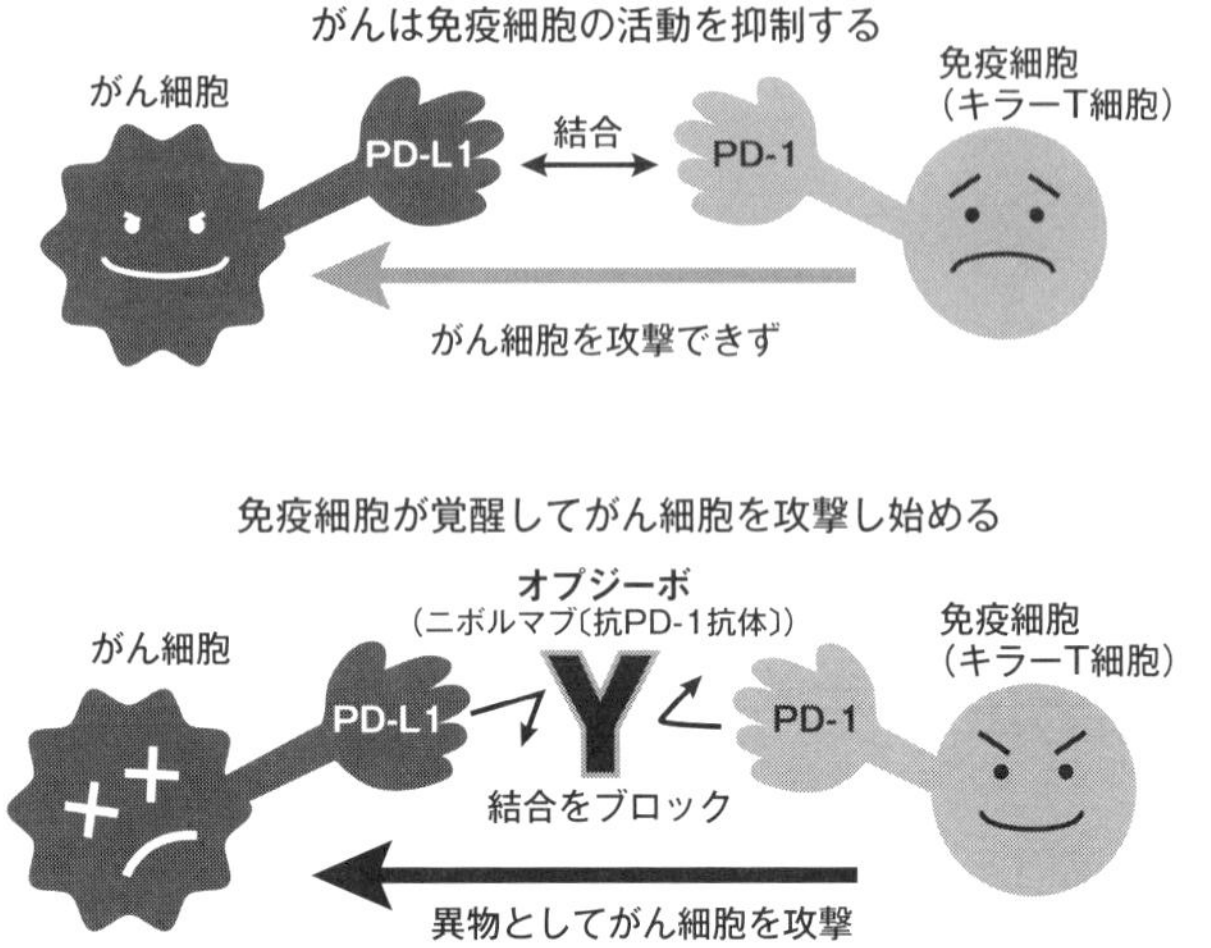

部分が免疫チェックポイントです。

これによってT細胞の作用はブロックされ、攻撃することが出来なくなってしまいます（上図参照）。

免疫チェックポイント阻害剤は、この結合（免疫チェックポイント）を阻止するので、T細胞の攻撃を有効にするというわけです。その効果は、従来の抗がん剤の効き目をはるかに上回り、しかもほとんどのがんに有効とされています。

オプジーボが、免疫力を高めることで強い抗がん作用を発揮すること、免疫力と言う潜在的な力でがんに勝つことが画期的だとして注目されているわけです。

効くのは約2割。やはり強い副作用、莫大な費用

これほど注目されるオプジーボ、対象となるがん患者の何割の人に効くのでしょう。7割？ ひょっとして8割くらいは…と思う人が多いのではないでしょうか。残念ながら答えは2割。効くのは約2割。8割の人には効きません。これほどセンセーショナルに扱われ「夢の新薬」ともてはやされても2割の人にしか効かないのです。

逆に、2割に効いただけでノーベル賞だの奇跡だのと騒ぐのですから、それ以前の抗がん剤はどうだったのかと愕然とします。

では副作用はどうなのでしょう。免疫療法の一種であり、われわれの免疫力を高めるのですから、従来のような激しい副作用はないように感じますが、実際はそうではありません。副作用は、従来の抗がん剤と変わらないようです。製造元の説明書では悪心（吐き気）、嘔吐、手足のしびれ、口内炎、食欲不振、胃腸障害などがあるとされ、

こうした症状が8割の患者さんに起こるとされています。重篤なものとして間質性肺疾患、筋無力症、筋炎、心筋炎、Ⅰ型糖尿病、肝機能障害、肝炎、腎障害……などがあげられています。

これらの重篤副作用の起こる確率は低いと言えば低いのですが、間質性肺疾患は確率4％とされています。4％とは100人いれば4人はその症状が出るという意味であり、軽視はできません。既に死亡例も出ており、十分な注意が必要とされています。

多くの新薬がそうであるように、オプジーボも登場時のもてはやされ方は大変なものです。「画期的」「がん治療新時代」などと報道は加熱し、まるでどんながんでも治るかのような勢いです。有効性ばかりが強調されますが、実際に使われて時間が立たないと見えてこないものもたくさんあります。

特に副作用は、最初の発表は臨床試験の結果から導き出されているので、投与された患者さんは限られています。一般的な治療として、臨床試験の何倍もの人数の患者さんに使われた場合、必ず異なる結果が出てきます。

もしこれからオプジーボの使用を考えている方がいたら、治療された際にはちょっとした不調も絶対に軽く考えず、必ず病院に相談するようにお願いします。

オプジーボに関してもう1つ問題となっているのは、高すぎる薬価です。1回の薬代が約130万円、1カ月で260万円！

国が薬価改定を行いどんどん価格を下げた結果、1か月で約28万円まで下がりました。健康保険が適用されて約8万4千円です。しかし他にも様々な医療費がかかることを考えれば、高額療養費制度を使っても負担は大きいと言えるでしょう。

プレシジョン・メディスンとは何か

がんの新薬オプジーボでは、繰り返すと効果があるのは対象がんの患者の約2割です。2割なんてあまりに低い確率だと思う人が多いでしょうが、抗がん剤全体の効果も平均すればその程度と言われています。それも「がんが消えた」「治った」確率ではなく、がんがある程度縮小した人の割合です。

薬が効く確率のことを奏効率といいますが、よく効くとされる抗がん剤の奏効率は3割前後、たまに効く、人によっては効く程度の薬も多く、非常に心もとない状況です。奏効率が低いということは、効かない人が多いということです。それでも薬は使ってみないとわかりません。ということは、仮に奏効率2割の薬なら、8割の効果がなかった人にとって薬は無駄になってしまいます。それでも治療費は発生しますから、効かなかった上にお金はとられるわけです。

こうしたロスを防ぎたい、その人にとって確実に効く薬をみつけたいという発想で始まったのがプレシジョン・メディスン（Precision Medicine）です。

プレシジョンとは精密な、精巧なという意味なので、プレシジョン・メディスンは精密医療という意味になります。日本では数年前から、遺伝子解析を治療につなげるゲノム医療が研究されており、ほぼ同じ意味だと考えていいでしょう。

既に国立がん研究センターなど全国で200以上の病院で、プレシジョン・メディスンのプロジェクト「スクラム・ジャパン」（臨床試験）が始まっています。

遺伝子解析で適合する薬をみつける

プレシジョン・メディスンでは、患者さんのがん細胞の遺伝子解析を行い、最適な薬を選び出します。がんは遺伝子の異常で起こる病気なので、臓器ではなくて遺伝子から治療につなげることで従来より的確な治癒の可能性が出てきたと言えます。

この試みによって、前述の臨床試験では、もはや治療法なしとされた大腸がんの男性が職場復帰できるまでに回復した例があります。この男性が治療に使ったのは大腸がんのそれではなく、皮膚がんの抗がん剤でした。こうした従来にはないがんと薬のマッチングが可能になるのが、プレシジョン・メディスンの画期的なところです。

まだ臨床試験の段階なので、全ての人がこの治療法を受けられるには、まだ時間がかかりそうです。しかしいずれはがん治療の大きな選択肢になるとして期待が高まっています。ただしこの治療法には、現実的な問題もあります。それは遺伝子解析を行っても、適合する薬がみつかる保証がないことです。

遺伝子検査自体は、精密な検査機器の登場によって、急速に進歩しています。試験に参加した人の多くに、がんの原因となる遺伝子異常がみつかっているといいます。しかしそれを治す薬がまだ存在しない、存在しても未承認の薬だったり、健康保険適用でなかったりして、治療にまでたどりつけないケースが多いようです。

さらに遺伝子に適合して薬が使えても治る保証はない、思わぬ副作用が起こる可能性がある、遺伝子検査自体が非常に高額であるなど、越えなければならないハードルはたくさんあるようです。

それでも今後のがん治療にとって、プレシジョン・メディスンは最も重要な位置を占めるようになるでしょう。いずれ薬だけでなくサプリメントや漢方薬もその対象となることが期待されています。

第4章

統合医療なら
治るがんはもっと多い

なぜ増え続けるがん難民

前章では、現代の日本におけるがん治療についてご紹介してみました。標準治療と診療ガイドライン、そして最先端の医療技術などについてもいくつか述べてみました。医学はめざましい進歩を遂げ、がんになっても治る人は確実に増えています。

その一方で、大きな問題となっているのががん難民と言われる人々の存在です。特にがん治療を続けて来て、手術や抗がん剤、放射線治療など可能な限りの治療を受けたにも関わらず結果が芳しくなく、病院や医師に「もはや治療法がない」とされた人々。俗にいうがん難民と言われる人々が、増え続けています。

どのような病状であっても「治療法がない」などということがありえるのでしょうか。ここに、標準治療や診療ガイドラインのようなデータと理論で構築された医療の弱点があります。

標準治療と診療ガイドラインは教科書のようなものです。しかも燦然と輝く日本最高の権威を持つ医学のバイブルです。ここに書かれていること以外は、およそ認められないアウトサイダーの治療になってしまうのではないでしょうか。

治療法がない、などという事はありません。教科書にないのです。それなら医師は自らの経験と知恵を絞り、人脈をたどり、教科書にない、マニュアルにない、しかし可能性があるかもしれない治療法をあの手、この手と繰り出してほしいものですが、残念ながらそれも難しいようです。

標準治療、診療ガイドラインに当てはまらない患者さんは、そのセオリーで言えば「治療法はありません」と匙を投げられるか、終末期医療に託され緩和ケアで余命をすごすしかありません。これは本当におかしな話です。

なぜ元気な人に「治療法がない」というのか

「治療法がない」というと、普通の人は、がんが進行して手の施しようのない末期状態を連想するでしょう。あるいは他にも重い心臓病のような余病があってがん治療ができない、治療に耐えうる体力がない、といった難しい病状なのだろうと考えます。

ところが今述べたように、「治療法がない」のは標準治療や診療ガイドラインに該当しないということです。患者さんが元気でピンピンしていても、治療法が「教科書にない」「マニュアルにない」だけです。あるいは抗がん剤治療などがつらくて続けたくない、あるいは示された治療法を拒否した場合、標準治療の中に代替案がなければ、やはり「治療法がない」ことになります。

さらに驚かされるのは、標準治療を行って一度はがんが消え、その後再発や転移があった人の多くが打つ手なしとされ、「治療法がない」と断じられてしまうことです。再発や転移は、がんにはつきものと言っていい現象です。それが「治療法がない」とはどういうことなのでしょう。

再発したがんは治らない？

ここまで日本のがん医療、特に標準治療についてご紹介してきました。

標準治療はしっかりとしたエビデンス（科学的根拠）があり、多くの患者さんを治癒に導いています。ただし、あえて言いたいのは標準治療にも限界があるということです。それはがんが再発・転移した場合です。

まず再発について述べると、がんの再発では治療の選択肢は非常に狭くなります。治療方法としては「手術」「抗がん剤」「放射線」の3大療法であり、項目としては最初の治療と同じです。しかし同じ項目であっても、再発したがんには、多くの場合、根治をめざす治療は行われません。

がん細胞に耐性ができて、はじめは効いた抗がん剤が効かなくなることも理由の1つです。けれどもそれを持って、他の「治す」治療が全て無効だというのは、一般的な感覚からすれば信じがたいものがあります。

根治治療の代わりに目指すのは「がんの進行を抑える」「がんの症状を抑える」こと

です。これ以上がんが大きくなって患者さんを苦しめないよう、進行を抑え、痛みなどを抑える治療が行われます。

柔らかい表現で遠まわしに言っていますが、要するに再発したがんは治らない、治す治療はないということです。しかたがないので延命治療に切り替え、緩和ケアで苦痛だけはとっていきましょう、という話です。

この根治治療から延命治療への切り替えは、標準治療の基本的なセオリーです。驚くほど簡単に、残酷なまでにあっさりと患者さんの命は治癒から切り離されてしまうのです。

なぜ転移は全身に広がっていると決めつけるのか

再発と同様に、転移したがんも治らないというのが標準治療の考え方です。治らないのですから、治すための治療は行われません。再発と同様に、「がんの進行を抑える」

「がんの症状を抑える」ことを目的とした治療になります。

再発と少し違うのは、がんが転移した場合、転移先は全身に広がっており、いたるところに無数のがんが出来ている、と考えられてしまうことです。

例えば女性の子宮頸がんの場合、血液やリンパを通して肺などによく遠隔転移します。（肺は全身から血液が流れ込む臓器なので他の臓器から転移しやすい）しかし肺にたった一か所転移がみつかった段階で、他にも検査や診断ではみつからない無数のがんが散らばっていると考えます。全身転移を前提に治療計画が立てられてしまうのです。

再発も転移も、みつかった段階で進行度はステージⅣです。原発巣がごく小さくても、本人が全く無症状でもステージⅣと分類され、治らないと決めつけられてしまう。後は延命治療と緩和ケアだけしかないと切り捨てられる。これでは、治ることを信じて苦しい治療に耐えてきた患者さんが納得できるはずはありません。

まだ少数派。
転移はケースバイケースの「オリゴメタ理論」

「転移イコール全身転移」という標準治療の考え方、これに異論を唱える医師や研究者もいます。がんの転移先は多い場合も少ない場合もある、ケースバイケースであるという考え方で、転移が少ない場合を「オリゴメタ（oligometastases：少数転移）理論」といいます。この考え方を持って、標準治療とは異なる治療を行う医療機関も、少しずつ増えてきていますが、まだまだ一般的ではありません。

また再発も転移も、標準治療とは異なる考え方によれば、実際にどこにどのようながんが出来ているかをくまなく調べなければなりません。その煩雑な検査や診断の作業は、患者数の多い忙しい医療機関ではあまり歓迎はされないでしょう。

つまり「転移は少ない場合もあるというオリゴメタ理論」は、忙しい医療機関にとって迷惑であり、都合の悪い理論だと考えることもできます。それがこの理論の広まりの足を引っ張っているのかもしれません。

しかし一般的な感覚として、原発巣だろうが転移や再発だろうが、どこにどんながんが出来ているか調べて治療するのは当たり前のことだと思います。十把一絡げに「再発・転移は治らないから、治す治療はしない」などということがまかり通っているのはきわめて奇妙なことです。

こうして全身状態を診ることなく「転移・再発＝治らない」と診断された患者さんの中には、非常に元気で、完全に自立した生活をしている人がたくさんいます。がんと闘う気力体力が充分あるのに切り捨てられる人々が、いわゆるがん難民です。

標準治療以外にも治療法はたくさんある

しかしあきらめることはありません。がん治療は標準治療だけではないのです。他にも多種多様の治療法が存在し、それらを上手に組み合わせることでがん治療はもっとうまくいく可能性が高いのです。

まず標準治療の周辺には、それほど脚光を浴びない、はっきり言って地味な治療法がたくさんあります。特にＱＯＬの向上に役立つものが多く、初発のがんでも取り入れることでプラスに作用する可能性が高いといえるでしょう。

例えば漢方。漢方薬は健康保険適用ですし、漢方薬を処方する医師や医療機関は増えています。同じ東洋医学の鍼灸や整体、マッサージなどの理学療法も、患者さんの苦痛を和らげ、気力や体力を向上させるとして漢方同様世界的に評価されています。あるいは食事療法、運動療法、サプリメントなど、直接がんに作用するのではなく、患者さんの気力、体力、免疫力の維持や向上に役立つものがたくさんあります。

こうした補助的な方法は文字通り補助療法と呼ばれ、医療機関によっては治療計画に組み込まれています。標準治療を主体としてがん治療を行う医療機関も、以上のような補助療法を組み合わせることで治療をスムーズにし効果が高まることを認めているわけです。

こうした補助療法をがん治療と同時に受けられるか否かは、医療機関によって異なります。残念ながら標準治療しか行っていない病院も多いことでしょう。首都圏であれば近くにそうした医療機関はいくらでもありそうですが、地域によっては難しいこともあります。その場合は患者さん自身、あるいはご家族など周囲の人が協力して、希望する補助療法を探してみるとよいでしょう。

統合医療ならもっとたくさんの人が治る

標準治療以外にも様々な治療法があります。本章でご紹介する補完代替療法は、それだけでがんが治るという強力な作用はありませんが、標準治療の弱点や欠点を補い、治癒へ向けて患者さんをサポートすることができます。

また標準治療では、再発や転移のあった患者さんは「治らない」とみなされて治癒へ向けての積極的な治療が行われません。そうした方達は本当に治らないのでなく、標準治療の対象外になっているだけなのです。

代替補助療法の中から、患者さんにふさわしいものを選んで組み合わせ、積極的ではないにしろ標準治療も組み込んで治療を進めていくと、病状が大きく変わる可能性が高くなります。このように標準治療に補完代替療法を組み合わせて治療を行うことを「統合医療」と言います。

統合医療は何か1つ特定の治療法を指しているのではなく、標準治療も補完代替療法も全てひっくるめて、患者さんにとってふさわしい治療法を選択し、組み合わせて行うことを意味しています。選択肢は広く、再発や転移など難しい病状の方にも治癒の可能性は大きく広がります。また標準治療ではカバーできない副作用の軽減や後遺症の予防・改善にも有効な方法がたくさんあります。

漢方は標準治療の弱点を補う

漢方薬は直接がんを殺すような強烈な働きはないものの、がんの諸症状を改善し、体調を整え、患者さんを元気にしてくれます。昨日まで起き上がるのも辛いと言っていた人に食欲が出てごはんが食べられるようになったり、断念していた抗がん剤を1クールやり遂げることが出来るようになるなど、補助療法としてはとても心強いものです。

日本におけるがんの漢方療法の第一人者である星野恵津夫博士（がん研究所有明病院漢方サポート外来）によると、漢方はがんの標準治療の持つ弱点を補う様々な特長を持っているということです。

標準治療、あえて西洋医学と言い換えると、それはがんを殺すことに主眼を置いているので、がんと同時に患者さんの体を傷つけ、栄養状態が悪化し、体力、免疫力も低下させます。その結果、副作用や後遺症で患者さんの体は相当なダメージを受けます。以前は抗がん剤の副作用はやむを得ないものであり、がんを消すためにはある程度我慢してほしい、という考え方が医療サイドにはあったようです。しかしこの考え方は既に古くなり、昨今はあらためられています。

抗がん剤の副作用や後遺症は「やむを得ないもの」ではなく、むしろ治療の効果を損ない、結果的に治癒を妨げます。副作用は積極的に改善していくことが、治療にとってもプラスに働くというのが今日の認識です。

しかし医師、特に専門医は、がんを治療することに意識を集中させるあまり近視眼的になりがちです。しかも標準治療のマニュアルに頼っているので、がんの病巣だけを見ていて患者さんの人間全体を見ていないことがあります。患者さんにとって、最も信頼できない、治療をまかせたくないのはこうした医師です。

抗がん剤の副作用対策に漢方

さて抗がん剤の副作用は、近年はすぐれた制吐剤の登場もあって、かなり改善されたと言われています。長く抗がん剤治療に携わってきた医師は、「昔は抗がん剤を投与すると患者の多くが口を押えてトイレに駆け込んだが、最近はあまりない」と言います。それでも食欲不振や口内炎、倦怠感、湿疹や皮膚の異常など副作用には様々な症状があり、それは薬によって、患者さんの体調によって現れ方が異なります。

もちろん西洋薬にもそれぞれの症状を改善する薬がある場合もありますが、症状ごとに新たな薬を足し、さらにその副作用にも新たな薬、と薬がどんどん増えていきます。

そんな場合、漢方では、患者さんひとりひとりの症状や体質に合わせて改善する薬が処方されます。もともと複数の生薬を組み合わせたものなので、薬の配分を変え、不用なものは省き、量を変え、最適なブレンドの処方に変えていけるのが大きなメリットです。

例えば手足のしびれなど、抗がん剤ではよくある症状でも西洋薬ではうまく改善しない場合が多いようです。また痛みとは違い「しびれくらい大したことはない」と、あまり真剣にとりあってくれないこともあるようです。こうした場合にも漢方なら適した薬があります。あるいはホルモン剤による更年期障害のような多種多様な全身症状にも効く薬があります。

西洋薬にはない漢方のカテゴリー

もっと漢方らしい、全身や体質に作用する薬もあります。

例えば「補剤」と言われるカテゴリーの薬。これは「補」、つまりその人に不足したものを補う生薬です。気力、エネルギーの不足を補う「補気」、血の不足を補う「補血」などの生薬があります。有名なのは補中益気湯や人参養栄湯です。逆に不用なものを出させるのが「瀉剤」です。発汗を促す解熱や有毒なものを排泄させる解毒などに効く薬がそれです。

例えばがん治療による体調の悪化で、貧血や免疫力の低下が起こります。これを輸血や増血剤、強制栄養などで回復させようとしても、うまくいかないことが少なくありません。そこに漢方薬を投入するとうまくいくことがあるのです。これは漢方が人間の健康や病気を全人的にとらえ、病んでいる部分を治すのでなく治す力を高めるという方法論を持っているからです。

ただし漢方薬が全て体に優しい、副作用のない薬だというわけではありません。漢方薬は生薬とはいっても、普通の食品とは違います。薬である以上、体に何らかの化学的な作用をもたらします。例えばアレルギー症状や肝機能障害などは、それが漢方薬であろうと西洋薬であろうと起こりえます。

従って漢方薬を試したいという場合は、できるだけ漢方に通じた医師の監督の元で使うことが大切です。

西洋医学の限界と世界が注目する東洋医学

少し海外に目を移すと、意外にも、西洋から東洋医学に熱い視線が注がれていることに驚かされます。今述べた漢方などは最たるものです。今日、漢方薬の需要は西欧諸国を中心にうなぎのぼりです。原材料の輸出元は中国です。製品化された漢方薬の最大の輸出元は日本です。

欧米で盛んなサプリメントも、その材料の多くは中国などからの輸入です。欧米からの買い付けの増加に原産地は大忙しですが、同時に価格は高騰し続けています。

欧米で東洋医学が注目され、漢方薬やサプリメントの素材が求められるのにはいくつか理由があります。例えば医療費の高すぎるアメリカ、昔からハーブなどの民間療法が生活に根付いているヨーロッパなどそれぞれに理由がありますが、現代において欧米諸国が感じているのは、やはり西洋医学の限界です。

特にがんは、生活習慣をもとに長い時間をかけて発症し、長い時間をかけて身体を冒していく慢性病です。対症療法である手術や薬、放射線では容易に消えてくれず、いったん消えても再発、転移します。

ところがそこに東洋医学的な治療を加えると、思わぬプラスの作用がもたらされることがあり、そのことに多くの医師達が気づくようになりました。漢方薬やその素材が欧米で需要増大しているのは、そうした理由からです。

アメリカで積極的に行われるCAM（補完代替療法）

現在、世界の医学を牽引しているのはアメリカと言っていいでしょう。いわば西洋医学の本家本元ですが、そのアメリカでは補完代替医療が盛んです。がんに関しては全米トップクラスの病院が、統合医療という看板を掲げて治療にあたっています。例えばスローン・ケタリング記念がんセンターやアンダーソンがんセンターなどがそれです。

補完代替療法、あるいは統合療法はComplementary and alternative medicine 略してCAMと言います。

アメリカでは1998年に国立相補代替医療研究センター（NCCAM）が設立され、CAMに関する研究や調査が本格的に進められています。この取り組みは非常に精力的で、がんの研究機関が「がんに効果がありそうなもの」を片っ端から研究し、試験を繰り返して結果を公表しています。

米国国立がん研究所（NCI）が配信する世界最大かつ最新の包括的ながん情報に

もこの分野は存在し、日本ではなかなか知ることの出来ない、アメリカにおける研究情報を知ることができます。幸い日本でこのサイトを和訳してくれているサイトがあるので、「米国国立がん研究所」で検索してみるとみつけることができます。

アメリカで、補完代替療法が手放しで受け入れられているのではありません。可能性のあるものを偏見なく検証していこうということであって、意外なものが否定されたり、逆に認められたりしていいます。評価もどんどん変わっていきます。こうした前向きな姿勢は、日本も見習うべきところだと思います。

日本でも漢方や補完代替療法の医学教育を

日本は漢方に関しては、本国中国から輸入しただけでなく、「和漢薬」という独自の分野にアレンジし、発展させてきた歴史があります。しかし医学における漢方の地位は、果たして西洋医学と同等ではないようです。

日本の医学の中心にいる人々は、その理由を「エビデンス（科学的根拠）が弱い」から と答えますが、それだけでなく、どこか西洋に対するコンプレックスがあり、西洋医学でないと医学ではないような思い込みがあるのではないでしょうか。それが医学教育にも現れているように思います。

日本で漢方薬に限定しても、大学に専門科（漢方薬科）があるのは、横浜薬科大と日本薬科大学だけです。国立だと、千葉大学薬学部、富山大学薬学部、金沢大学薬学部が東洋医学の一部門として漢方を教えているくらいです。

本来漢方は、薬だけでなく中医学における診断技術が重要です。望診、聞診、舌診、切診（触診）など多彩な診断方法があり、その人の「証」（体質）を判断し、治療法を組み立てます。こうした技術を薬学部だけでなく医学部で教育し、身に着けた医師を育てることで、がん治療の可能性はもっと広がるはずです。

一方、西洋医学の本家であるアメリカでは、医科大学の半数以上が補完代替医療（CAM）の授業や教育コースを設けており、医師としてこの分野を知らないではやっていけない状況になっています。漢方は補完代替療法（CAM）の1つの分野です。

日本でも漢方、そして補完代替療法を医学教育の一分野としてとりいれ、がん治療に新たな路線を切り開いていってほしいものです。また日本こそ、それができるのではないでしょうか。

最良の治療は個々人によって違う

がん治療の基本は標準治療、つまりエビデンス（科学的根拠）にもとづく西洋医学ですが、それが全ての人のがんに有効であるとは限りません。特にがんのような慢性病は、最良の治療は個々人によって違うことがあります。

前章でご紹介したプレシジョン・メディスン、同じくゲノム医療は、まさしく個人に対応したオーダーメイドの医療であり、今後の最先端医学研究がめざすものです。ただしプレシジョン・メディスン、ゲノム医療を誰もが、当たり前に、健康保険適用で試すにはまだかなりの時間が必要です。

しかし少し視点を変えてみれば、それほど先端的な手法でなくとも、有効な方法は身近にあります。西洋医学でできないことが、東洋医学的なアプローチをするとうまくいくことがあります。それは東洋医学が、人間の健康や病気を全人的にとらえ、病んでいる部分を治すのでなく全身から治す力をつけるからです。

ちなみに本書でご紹介しているアントロキノノール含有エキスの原材料であるベニクスノキタケは、台湾に自生する薬用キノコです。このキノコは日本でもよく知られるサルノコシカケ＝霊芝の一種で、現地では「霊芝の王」と言われています。

現在ではベニクスノキタケから抽出されたアントロキノノールが、抗がん剤としてアメリカや台湾で臨床試験が進められていますが、そもそもが漢方薬、そして民間薬です。

抗がん剤としての薬理作用はもちろん重要ですが、生物としてのベニクスノキタケが持つ成分全てが貴重であり、ある意味では抗がん作用のみの薬より役に立つのではないかと思われます。

アントロキノノール含有エキスというサプリメントが誕生したのは、抗がん剤を作るという最先端の方向とは少し違う漢方のよさ、漢方への回帰という意味があったのかもしれません。

がん治療のあらゆる弱点をカバーするアントロキノノール含有エキス

がんの患者さんは、治療がうまくいっても体はかなり弱ってしまいます。例えば胃がムカムカして食欲がなく、頭が重く、気分がふさいで夜眠れない、一日中だるく、足がむくみ、腰痛と便秘がある。本人が体感するしんどさだけでなく、体内では免疫力が低下し、感染症の危険が高まっています。

こうした漫然とした全身症状を西洋医学の薬で改善しようとすると、消化器系の薬、神経科系の薬と、症状に応じた何種類もの薬を使わなければなりません。飲み併せや副作用の問題もあって、なかなかうまくいかず、患者さんもあきらめていることが多いようです。そして我慢できるなら我慢してしまうのです。

全身症状が悪い状態は、がん治療にとっても、健康な状態へ回復するためにも決してよくはありません。

アントロキノノール含有エキスには、アントロキノノールだけでなく、ベニクスノキタケが持っている様々な成分、例えば免疫力を高めるβグルカン、血圧を下げ炎症を抑えるトリテルペン類、肝機能を改善するGAVA、活性酸素を除去するSODなどが豊富に含まれています。こうした様々な成分が相まって、全身症状を軽くしてくれるのです。

がんの治療を受けながらアントロキノノール含有エキスをつかった人が元気になり、「副作用が軽かった」というのは、これらの成分の総合的な働きによるところが大きいと言えるでしょう。

補完代替療法はどんな人が利用しているのか

がんの患者さんで、病院での治療以外に何かしら効果のありそうなものを試している人はたくさんおられることでしょう。漢方薬、ビタミン剤、サプリメント、鍼灸、整体、マッサージ、温泉療法、アロマテラピー、ゲルソン療法、マクロビオティック……。まだまだたくさんの方法があります。

２００５年の厚労省の統計によると、これら補完代替療法と呼ばれるものを試している人（試したことがある人）は、がん患者の約半数に上るようです。

日本だけではありません。１９９７年の国際的な調査では、何らかの補完代替療法を使ったことのある人は、アメリカ、ドイツ、フランスでも40％台に上ると言います。

こうした現状に国も注目し、その実態を調査したものによると次のようなことがわかりました。

まず補完代替療法の中身ですが、96％の人が漢方薬、ビタミン、健康食品、サプリメントと答えていました。ほとんどの人が治療の補助となるもの、体の中でがんの治癒に役立つものを使っていると言っていいでしょう。

興味深いのは利用者の傾向で、男性より女性、大卒以上の高学歴の人、収入の高い人、60歳以下のがん患者としては比較的若い人、という結果になりました。

この結果については様々な分析がなされ、肯定的にも否定的にも論じられています。しかし総じて利用者は知的レベルが高く、積極的に治癒を目指している人ととらえてもいいのではないでしょうか。そうでなければ、自ら補助療法を探し出し、検討し、使ってみようとは思わないはずです。

がんの治療を病院まかせや他人まかせにせず、自ら考え、主導権をとって治療に当たるという日本のがん患者さんの意識の高さが、こうした調査にも現れていると思います。

自分で治療法を決める統合医療

がんの補完代替療法、そして標準治療をふくめた統合療法は、日本でも広まりつつあります。こうした流れは確実に医療現場を変えつつあり、日本でもいくつかの大学病院で補完代替医療外来を開設しています。大阪大学医学部付属病院や徳島大学病院、金沢大学病院などがそうです。大阪大学と金沢大学の医学部には補完代替医療の講座もあります。また四国がんセンターは、研究として「がんの補完代替療法の科学的検証」を行っており、サプリメントの臨床試験も行っていて非常に興味深いものがあります。

おそらく今後はもっと多くの医療機関が、こうした相談にのる窓口を開くと考えられています。またそうした体制が整わなければ、患者さんと医療機関が本当の意味で協力してがんの治療を進めるとはいえないでしょう。

これからはがんの治療も、ひとまかせ、病院まかせの時代ではありません。自ら治療の内容を吟味し、セカンドオピニオン、サードオピニオンを活用し、自分で決める時代です。

補完代替療法に関しても、情報を集め、できれば医師に相談し、協力を仰いでいった方がいいのです。かつてはこうした方法は「エビデンス（科学的根拠）がない」として否定的な医師・医療関係者がたくさんいました。しかし最近は風潮が大きく変わっています。

サプリメントの安全性。汚染や毒性の問題はないか

もし通常のがん治療と平行して補完代替療法を試すのであれば、いくつか注意すべき点があります。

機能性食品やサプリメントの場合、必ず確認していただきたいのは安全性です。口に入れるものは薬であろうと食品であろうと、提供する側に安全性を確認し、保証する義務があります。成分分析をはじめ安全性の試験をきちんとクリアしてあるかどう

かは、きわめて重要なポイントです。

何種類もの安全性試験を受けて結果が出ていれば、そのサプリメントのウェブサイトで公表しているはずです。もしそうした記述がないようであれば、安全性に関しては疑問符がつきます。リスクが大きいので、口にするべきではないでしょう。

昨今は海外から多種多様なサプリメントや機能性食品、あるいはその原材料が持ち込まれています。また個人輸入も簡単なので、昔よりリスクは高くなっているといえます。実際、海外から輸入されたものが、検疫所等で汚染を指摘されることは少なくありません。

従って、機能性食品やサプリメントに関しては、まず基本として安全性が確認され、広く公表されていることが必須条件です。

安全性にも色々あるので、急性毒性だけでなく遺伝毒性や、残存農薬や重金属など土壌汚染、保存料や添加物は適正であるかといった検査や加工工程の公表が重要です。

ちなみに本書で紹介しているアントロキノノール含有エキスは、台湾産のベニクスノキタケというきのこの抽出物ですが、6章にご紹介するように、安全性試験に関しては他に例がない程徹底しています。試験管試験、動物試験、ヒト臨床試験まで行っており、安全性に関しては折り紙つきです。

サプリメントは医薬品と違い、治療の後も長期にわたって飲む人が多くなっています。万一、継続して飲むことで問題があればお勧めすることはできないことから、万全の対策がとられているようです。

薬や食品との相互作用（飲み・食べ合わせ）

あるいは薬との相互作用（飲み合わせ）の問題もあります。患者さんの病状によっては、ありふれたビタミン剤でも避けた方がよい場合があります。血小板が減少している、抗凝固剤（血液が固まりにくくなる）を使っている、手術を予定している人は、ビタミンC、ビタミンEなどの抗凝固作用のあるものは、妨げになるので避けなければなりません。

ビタミンA・C・Eなどは抗酸化物質なので、摂取するタイミングに注意が必要です。というのは抗がん剤や放射線は、がんの病巣を叩く(攻撃)する際に大量の活性酸素を発生させるからです。活性酸素による強力な酸化作用ががん細胞を殺します。しかしビタミンA・C・Eなどは抗酸化作用があるので、こうした治療の効き目を弱めてしまう可能性があると言われています。そのため抗がん剤や放射線治療を行う時に、ビタミン剤のような抗酸化作用のあるものは摂取しない方がよいと指示されるようになってきました。

この説にはまだ賛否両論があります。確かに抗がん剤や放射線の働きにとって抗酸化物質はじゃまかもしれません。しかしがん細胞以外の正常な細胞を保護し、回復を助けるためには抗酸化物質が大変重要です。従って抗酸化物質は、抗がん剤や放射線の治療直前は避け、治療後に摂取するようにすれば全く問題はないでしょう。

あるいはアルコールやお茶、グレープフルーツや納豆なども、薬によっては摂取しないように指示があります。抗がん剤そのものではなく、血圧、血流、不眠といった症状に使われる薬との相互作用ですが、その都度注意しなければなりません。

極端な効能のふれこみに注意

あるいはそのサプリメントや治療だけで「がんが治る」といった極端なふれこみ。これは問題外です。世の中には、ただ金儲けのためだけに怪しげなサプリメントを販売している輩もたくさんいます。中には「治療を一切やめて、他の物は口にしない」よう指示する業者もいるようです。

患者さんはがんという病気の深刻さによって、元気な時には決して信じない極端な回復例を盲信してしまうケースがあります。そうして通常の医学治療を中止、あるいは治療の機会を逸して手遅れになるケースが大きな問題になっています。現代ではちょっと考えられない「御祓い」「祈祷」なども、気弱になっている患者さんには一縷の望みになる可能性があります。

サプリメントなどの補完代替療法は、基本的にはがん治療と平行して行い、治療を助ける働きを持つものです。そうした原則を逸脱したものの多くは信用できないものがほとんどです。最近はインターネットの普及で、「がんに効く」「がんが治る」といった広告があふれかえっています。その中には免疫療法のクリニックなど医療機関も多数含まれています。最近ようやくこうしたネット広告にも規制がしかれはじめていますが、まだまだ情報は玉石混交ですので、冷静に考えて情報を鵜呑みにしないことです。

科学的根拠のあるサプリメントを選ぶ

医学治療は「科学的根拠に基づいたもの」でなければならないと言います。今日、サプリメントも同様です。

サプリメントの多くは世界の様々な地域の民間薬が多いのが特徴です。その地域の人々が、昔から薬として使っていた天然の動植物を材料にしたものです。その地域で昔から使われていたから効きそうだ、とは思いますが、それだけではあまり信頼がおけません。人が口にする以上、やはり効果を示す証拠が必要です。

それでは効果を示す証拠＝科学的根拠とはどのようなものなのでしょう。一般に科学的根拠という場合、まず具体的な研究が行われていることが必要です。「○○国の人たちが下痢が治ると言っていた」ではダメで、実際に下痢が治るかどうか、科学的に調べなければなりません。

次に主に医薬品に関して行われている科学的検証＝実験について述べてみます。

科学的検証①……実験、試験の結果が紹介されているか

「試験管内」→「動物実験」→「ヒト対象の臨床試験」

具体的な実験の場合、はじめは試験管内で培養した細胞などを使って行う実験が行われます。ついでラットやマウス等を使った動物実験、次にヒトを対象とした臨床試験になります。

試験管内、動物実験、ヒト対象、この順番で信頼性は高くなります。よく試験管だけの実験、動物実験だけの有効性試験があります。これではヒトに対して有効かどうか

はわかりません。「効くかもしれない」というレベルであり、可能性は低くなります。

科学的検証②……ヒト対象の臨床試験にもランクがある

実験についてもう少し詳しくみていきましょう。医薬品の臨床試験の場合です。ヒトを対象とした実験で、最も信頼性の高いのは「ランダム化比較試験」です。これは試験の対象者をランダム（無作為）に2つのグループに分け、一方には従来の治療薬、もう一方には新しい医薬品を摂取してもらって効果を比べる方法です。医薬品は通常、全てがこの試験をクリアして認可を受けています。

次に信頼性が高いのは「非ランダム化比較試験」。こちらは対象者をランダムではなく分けて、従来の治療薬と新しい医薬品を摂取してもらって効果を比べる方法です。「ランダム化比較試験」に比べると、やや信頼度が下がると言われています。

できればサプリメントも「ランダム化比較試験」によって検証してほしいものですが、この方法には莫大な費用と時間がかかります。製薬メーカーが億単位の費用をかけて行うものであり、資金力のない企業や団体には難しい方法です。

科学的検証③……研究論文が専門的な学術誌に発表されているか

次に、こうした実験などの研究が論文となり、専門的な学術雑誌で発表されているかどうかです。よく「○○学会発表」という記述で科学的検証を紹介しているケースがありますが、科学的根拠としてはあまり評価されません。その学会自体の権威や学会内での発表方法にも様々なランクがあるので、一般にはわかりにくいのも問題です。

論文を専門的な学術誌に投稿し、掲載されてはじめて科学的根拠があるとみなされます。学術誌では、その分野の専門家が論文を読み、実験内容を評価し、価値が認められたものが掲載されます。この作業を査読と言います。

専門誌に掲載された論文は、多くの研究者の目に触れ、引用、参照されます。こうした繰り返しによって、その論文はさらに検証され続けます。

抗がんサプリメントに求められる3つの要素

①免疫力の向上

加齢による免疫力の低下をくいとめ健康なレベルに高める

がんに有効であるとは、どういったことを意味するのでしょうか。第1に考えられるのは免疫力の向上です。

がんは、ある日突然発症する病気ではありません。たった1個の正常な細胞が、DNA＝遺伝子のコピーのミスにより変異を起こし、そのまま分裂するところから始まります。1個が2個に、2個が4個にと倍々に増えてゆき、画像診断で発見される大きさになるまでに10年以上の時間がかかっていると考えられています。

われわれの体の免疫システムは、こうしたがん細胞の発生や成長に常に対応しています。免疫細胞が常に体内を監視し、がん細胞を見つけ次第殺傷して消してしまいます。がん細胞は毎日数千個発生すると考えられていますが、免疫システムがしっかり働いていると、それらはみな処分され、がんの発症には至りません。

しかしがんが生活習慣病というように、食事や生活の乱れ、ストレス、喫煙などによってがん化する細胞は増えていきます。そして加齢により、自然に免疫力は低下していきます。そのために免疫細胞の監視をかいくぐって、成長するがん細胞が増えていくのです。

がん細胞の発生から増殖のどの段階でも、免疫システムが強固であればがんの発症は防げます。またある程度成長したがんに対しても、がん細胞を発見、殺傷する力が強ければ、治すことが出来るでしょう。

抗がんサプリに求められるのは、こうした免疫の低下をくいとめ、再びがん細胞を退治するレベルに向上させることです。

がん治療による免疫力の低下を防ぎ回復を助ける

がんの医学治療、特に標準治療は、残念ながら免疫力を下げてしまいます。特に抗がん剤はがん細胞と一緒に免疫細胞を殺してしまうため、自前の免疫力は機能停止状態といっていいでしょう。ほかにも抗がん剤によって体が受けるダメージは計り知れないために、体力の低下や消耗で、回復にはかなりの時間がかかります。

免疫力を高めるサプリメントは、免疫細胞の数を増やし、活性を高め、それらの組織の修復を早めるものです。効果的なサプリメントは、抗がん剤によって弱体化した免疫システム全体を正常な状態に引き戻す働きの強いものです。

がん細胞は大変特異な性質を持っており、同じ抗がん剤に対していずれは効かなくなる薬剤耐性や、免疫細胞の監視をすり抜けるという巧妙な術も持っています。

抗がん剤の働きについては既にご説明したように、それだけでがん細胞を消滅させるだけの力は持っていません。抗がん剤治療から生き残ったがん細胞があれば、それは以前より強力でさらに巧妙になり、同じ抗がん剤は効かなくなっていきます。

がんを消滅させるためには、治療によって低下した免疫力を再び高め、これ以上の増殖を防ぐこと。抗がんサプリに最も期待されるのは、がん治療によって低下した免疫力を再び高めることです。

第１章にご紹介した方の中に、アントロキノノール含有エキスを継続して服用し、抗がん剤の副作用に耐えられたという方がおられます。膵臓がんのステージⅣで手術が不可能だった方で、放射線治療と抗がん剤、そしてアントロキノノール含有エキスを服用し、がんが消滅した方です。

アントロキノノール含有エキスは、がん治療によって低下した免疫力を高め、治療の継続を可能にしているのです。

②活性酸素を除去する高い抗酸化力
発がん物質は遺伝子、細胞を酸化しがん化を促進する

がんの原因として挙げられているタバコや紫外線、放射線、あるいは化学物質に含まれる様々な発がん性物質は、全て活性酸素を発生させます。この活性酸素が細胞内の遺伝子を傷つけ、コピーミスによって変異しがん細胞ができてしまいます。

また組織に慢性の炎症があるとがんが起こりやすくなりますが、炎症部分ではやはり活性酸素が多く発生し、遺伝子を傷つけて変異を起こします。炎症によって細胞が死ぬと、それを補うために細胞増殖がおこり、それが多ければ多いほど、遺伝子に傷のついたがん細胞が生まれる可能性が増えてしまいます。

活性酸素による傷、といっても活性酸素が刃物をふりまわしたり毒をまき散らしているわけではありません。活性酸素は、単に電子が不安定な状態の酸素です。不安定であるため、周囲から電子を奪って安定しようとします。これが「酸化」という現象です。

たとえば重要な栄養素といわれる不飽和脂肪酸が酸化されると、過酸化脂質になり、血管にこびりついて動脈硬化の原因になります。タンパク質が酸化されると構成しているアミノ酸のつながりが切れてしまい、細胞膜の再生や修復がうまくいかなくなります。このように我々の体の中では、常に酸化によって細胞が傷つき、がん化する可能性が高くなっているのです。

こうした活性酸素による酸化、酸化による遺伝子の傷を防ぐために、サプリメントには強い抗酸化力が求められています。

抗酸化サプリメントとがん治療

抗酸化物質とがん治療の関係については既に述べましたが、ここでも少し追加して述べておきます。

抗酸化物質は野菜や果物などの食品中に多く含まれており、細胞や組織の酸化を防ぐことから、あらゆる種類のがんの発生を予防すると考えられています。たとえば日常的に抗酸化物質であるビタミンC、ビタミンE、カロテンなどが豊富な野菜や果物をたくさん食べる人は、がんになりにくいことがわかっています。がんになった人も、前述のように進行をおさえ、自然治癒力を高めるためにも、こうした食品を食べることがよしとされていました。

しかし最近、抗酸化サプリメントががん治療の妨げになる、とする説が浮上しました。放射線治療や抗がん剤による化学療法は、がん細胞に酸化障害を起こしてがん細胞を破壊するものです。これらの治療中に抗酸化サプリメントがたくさん体内に入ると、治療効果を妨げてしまう可能性があるというのです。アメリカでの検証によって、ビタミンA、ビタミンC、ビタミンEなどのサプリメントが否定されたのはこうした理由からです。

しかし一方で抗酸化物質は、放射線や抗がん剤による正常細胞や組織の障害を予防する効果があり、また治療後の傷ついた細胞の修復にとっても重要な働きをします。治療後の回復を助けるという意味で重要な働きをするのは確かなのです。

従って抗酸化サプリメントのマイナス要素を避けるのなら、治療中には摂取を控え、治療後には細胞の修復促進と、さらなる酸化を防ぐためにしっかり摂取する方法がいいかもしれません。

③細胞死アポトーシスを誘導
死なないがん細胞を自然死に導く

全ての細胞には寿命があり、その寿命は遺伝子にあらかじめプログラムされています。細胞の寿命は短いものから長いものまで色々で、短命な細胞はわずか1日、長生きな細胞は何十年も生きると考えられています。

寿命が来ると細胞は分裂を止め自然に消滅し、新しい細胞がとって代わります。この細胞の自然死のことをアポトーシスといいます。

これは正常な細胞の話で、がん化した細胞にはあてはまりません。がん細胞は寿命のプログラムが壊れてしまった細胞なので、栄養や酸素が確保されていれば死ぬことはありません。無限に増殖し無限に生き続ける細胞です。結果としてがんの宿主、つまり患者が亡くなるまで生き続けます。

そこで手術でがん細胞を除去してしまえば、増殖は止まり、がんの脅威は消滅します。初期のがんに手術が有効なのはそのためです。ところがそれが難しいのががんという病気で、除去したはずのがん細胞がわずかに残っていれば再発し、再び増殖を始めます。

治療薬の開発においても、がん細胞に再びアポトーシスを引き起こすことは出来ないかという研究が行われていますが、なかなか実現できないようです。

しかし自然素材をもとにしたサプリメントの中には、特異な成分によってがん細胞の自然死＝アポトーシスを誘導するものがあることがわかっています。

オートファジーによってアポトーシスを誘導

東京工業大の大隅良典栄誉教授がノーベル医学生理学賞を受賞した研究で知られる

オートファジー（自食作用）とは、細胞自身が不要なたんぱく質を自身で分解する仕組みのことです。この現象は細胞に核のあるすべての生物が持つもので、その細胞の中で起こっている分解作用のことです。

壊れたプログラム（アポトーシス）を修復するというのは難しいものの、細胞が持つオートファジー機能を刺激することで、がん細胞の自然消滅を招きます。がん細胞だけに作用し他の正常な細胞に作用しなければ、これほど理想的な抗がん作用はありません。

さて本書でご紹介しているアントロキノノール含有エキスには、今ご紹介した抗がんサプリメントに求められる３つの要素が全て備わっています。次章ではこれらの要素についての科学的検証をご紹介します。

第5章

アントロキノノールの抗がん成分とは

がん細胞増殖のスイッチを切るアントロキノノール

アントロキノノールの抗がん剤が希少疾病用医薬品（ＯＤ）認定！

現在、アメリカで、これまでとは全く異なる新しい薬の臨床試験が進んでいます。その新薬とは、本書でご紹介しているアントロキノノールを有効成分とする抗がん剤です。

既にアメリカの食品医薬品局（ＵＳ　ＦＤＡ）から、いくつかのがんに対する希少疾病用医薬品（Orphan Drug　オーファン・ドラッグ＝ＯＤ）の認定を取得し、ヒトを対象とした臨床試験が進んでいます。「いくつかのがん」とは、すい臓がん、肝臓がん、非小細胞肺がん、そして急性骨髄性白血病のことです。このうち非小細胞肺がんの臨床試験は第Ⅰ相試験、第Ⅱ相試験で良好な結果を得て、第Ⅲ相試験の準備に入っています。

希少疾病用医薬品とは耳慣れない言葉かもしれません。アメリカで希少疾病用医薬品とされるのは、その病気の患者が20万人以下と少なく、未だ有効な治療法がなく、必要性の高い薬であること。そしてその有効性が認められ、開発の可能性が高い医薬品であることをＦＤＡが認めたものを指します。

ＯＤの認定が下りると開発費用として補助金が与えられ、税制上も優遇されます。医薬品が完成したあかつきには、特別承認による7年間独占的薬品販売権を取得することができるなど、特別な待遇を与えられます。そのくらい希少疾病用医薬品（ＯＤ）は期待がかけられ、完成が待ち望まれている薬だということがおわかりいただけるでしょう。

そうしてアントロキノノールの抗がん剤が、アメリカで多くの人々の希望となっていることがわかります。それが日本ではないのが大変残念ですが、一刻も早く臨床試験をクリアし、臨床の場で使われることを願わずにはいられません。

ここではまずアントロキノノールの抗がん剤の特筆すべき働きをご紹介し、その後、開発過程で生まれたアントロキノノール含有エキスについてご紹介してみます。

すい臓がん、非小細胞肺がんなど難治性のがんに有効

アントロキノノールの抗がん剤が医薬品として認可対象となった疾病は、すい臓がん、肝臓がん、非小細胞肺がん、急性骨髄性白血病など。いずれも治療が難しい、いわゆる難治性のがんばかりです。

日本だけでなくアメリカでも状況は同じです。これらのがんは治療が難しく、それ以前に発見が難しい点が共通しています。また再発しやすい、抗がん剤が効きにくいなども共通しており、運よく早期にみつからない限り、治癒への道はきわめて険しいと言わなければならないでしょう。

しかしアントロキノノールの抗がん剤は、従来のそれとは全く異なる働きを持って

います。後に詳しく述べますが、それはがん細胞の増殖のスイッチを切り、アポトーシス(自然死)に導くというきわめてユニークな働きです。

第2章でもご紹介したように、がん細胞は、正常な細胞が全て持っている寿命というプログラムの壊れた細胞です。増殖し大きくなることで正常な機能が次々と失われていき、周囲の組織を圧迫します。これによって周辺の臓器の働きも阻害され、臓器全体の機能が低下していきます。

しかしがん細胞の増殖が止まれば、がんはもはや脅威ではありません。増殖しない、自然に消滅する腫瘍はもはやがんではない、と言っても過言ではありません。

「悪夢のようなタンパク質」がん増殖のスイッチを切る

がん研究において、がん増殖だけでなく発がんにも深く関わっているとして注目されているタンパク質があります。それはRasタンパクと呼ばれ、既に30年以上も治療薬の標的とされてきました。

　科学誌ネイチャーによると、Ｒａｓタンパクは長く創薬のターゲットとされてきたにも関わらず、どうしても捕まえることのできない「悪夢のようなタンパク質」の１つとされてきました。タンパク質の存在が確認できても、どのような薬も結合することができないため、有効成分が作用することができないのだといいます。

　しかし近年、技術の発達によって新たなアプローチが可能になり、再びこの強敵に挑む創薬の試みが始まっています。アントロキノノールの抗がん剤はまさにそれであり、これまでの研究と臨床試験結果、前述のすい臓がんをはじめとした多くの難治性のがんに有効であることが確かめられています。研究内容については後述します。

　ＦＤＡがアントロキノノールの抗がん剤を希少疾病用医薬品（ＯＤ）として認めたのも、これまで不可能だったＲａｓタンパクへの作用を可能にした点だと考えられています。

アントロキノノールの抗がん剤はこうして生まれた

アントロキノノールの抗がん剤の有効成分は、ずばりアントロキノノールという物質です。この物質は、台湾に生息するベニクスノキタケというキノコから抽出された成分です。ベニクスノキタケは古くから民間薬として珍重されていたことから、台湾の製薬メーカーがその成分を研究し、抗がん作用のあるアントロキノノールを発見、抽出することに成功しました。化学的には「シクロヘキサンケトン化合物」という有機化合物で、これまでにない低分子構造を持っています。

研究チームはベニクスノキタケの希少性や民間薬としての高い評価から、アントロキノノールが、がんの新薬として大きな可能性を持つと考えました。そこでまず化合物のスペクトル解析を行い構造を同定し、その活性について評価を行いました。

その結果アントロキノノールは、ヒト肝がん細胞、および前立腺がんのがん細胞株に対して高い阻害効果を有することを発見しました。また乳がん、ヒト肺がん細胞および膵臓がんのがん細胞株に対しても阻害効果を有することがわかったのです。

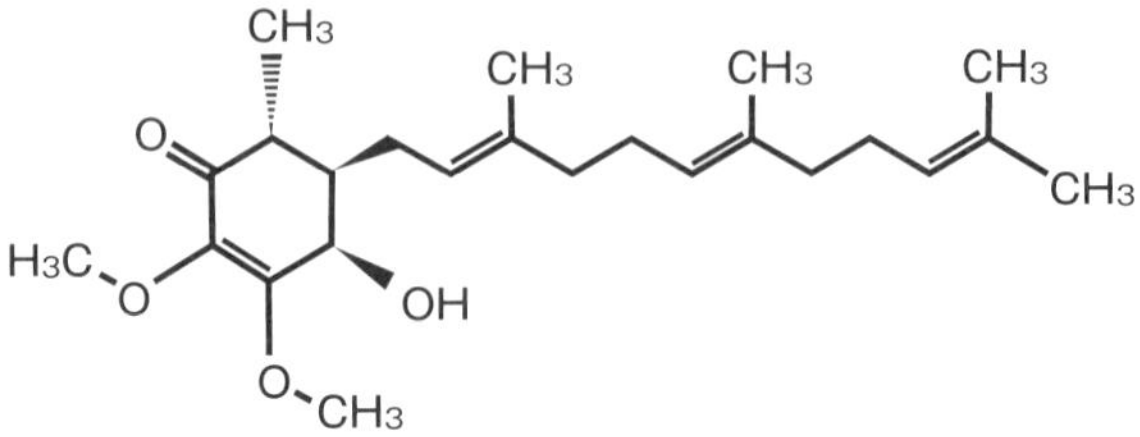

アントロキノノールの化学構造（分子式　$C_{24}H_{38}O_4$）

研究者達の期待は確信に変わりました。アントロキノノールはまぎれもなく抗がん作用を持ち、しかも多くの種類のがん細胞株に有効であること。そうしてこれまでにない画期的な効果をもたらすであろうことを結果から感じ取ったのです。

この研究成果は、２００７年、国際的な学術誌『Planta Medica』（ドイツ）において発表されています。

アントロキノノールの3つの抗がん作用

①がん細胞増殖のスイッチを切る

では抗がん剤としてのアントロキノノールは、どのようにがん細胞を死滅させるのでしょうか。

アントロキノノールの最も独創的な働きは、がん細胞内部にある細胞増殖のスイッチをオフにすることです。そのスイッチが、前述した細胞内にあるRasというタンパク質です。Rasタンパクは細胞増殖のスイッチをオンにしたりオフにしたりする役割を果たしています。その増殖のスイッチは、寿命が来ればオフにならなければなりません。それがオンのままだと細胞は延々と増殖を繰り返してしまいます。がん細胞はまさにそれで、Rasタンパクに異常が起き、オンのままになっていることがわ

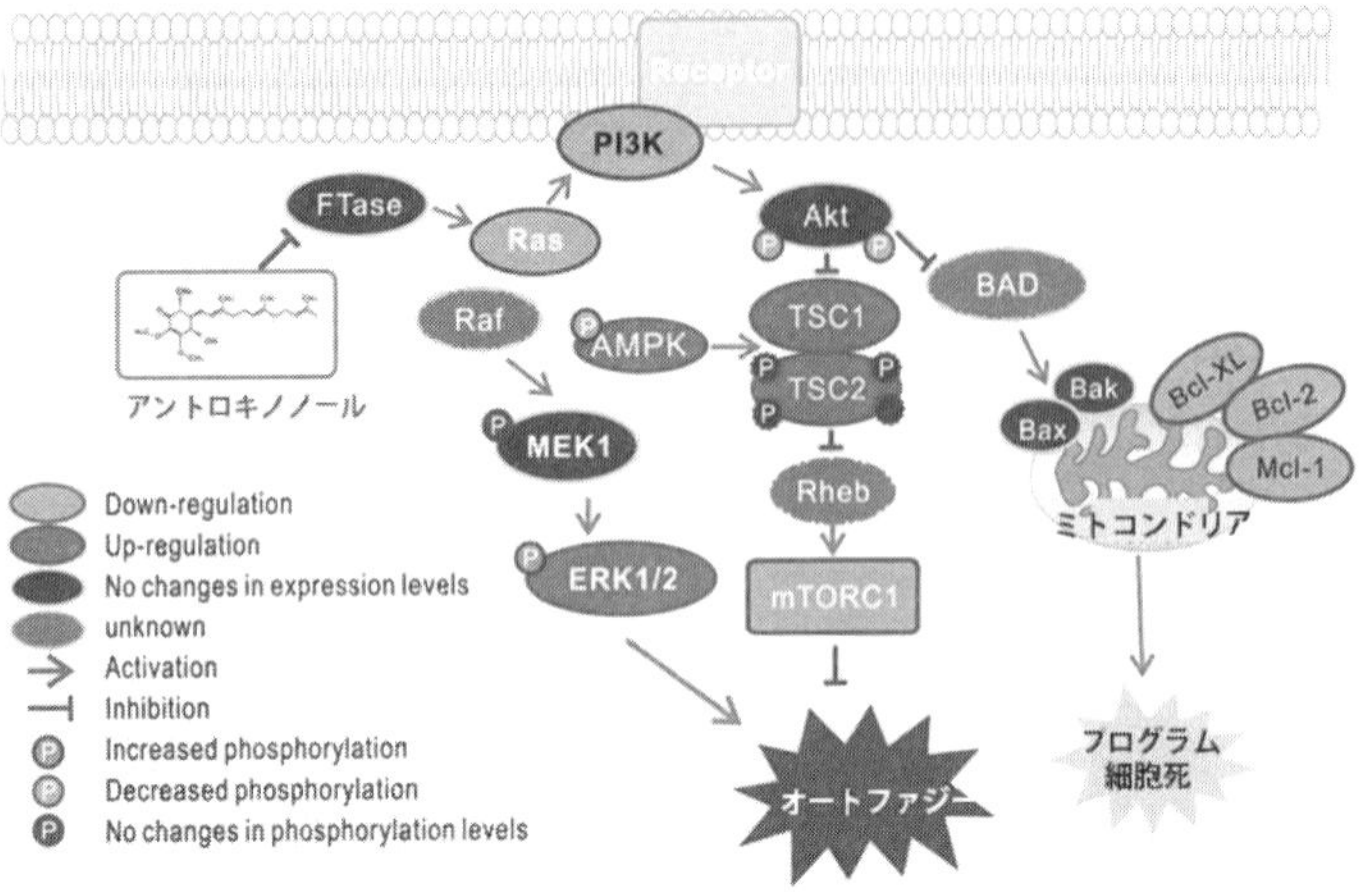

アントロキノノールによるRas変異の活性阻害、がん細胞の死滅への誘導

かってきました。

　そこで研究チームは、このスイッチへの情報伝達のどこかを阻害することで増殖を止められないかと考えました。

　アントロキノノールは、情報を伝えるファルネシルトランスフェラーゼ（FTase）という特殊な酵素の働きを阻害し、伝達経路を遮断して増殖のスイッチをオフにすることに成功したのです。Rasタンパクのスイッチがオフのままであれば、細胞はもう増殖しません。こうしてがん細胞は分裂、増殖を停止し死滅してしまうことが実験で確かめられました。

　増殖をやめた細胞が死滅するのは、プロ

グラムによる細胞の自然死と同じです。このことからアントロキノノールは、がん細胞のアポトーシス(自然死)を誘導する働きがあることがわかったのです。

またRasタンパクのスイッチがオフになることで、本来の細胞のプログラム通りオートファジー(自食作用)という機能が正常化し、がん細胞内のタンパク質が自己分解され、細胞は消滅します。

この研究成果は、2010年ドイツの医学薬学の専門誌『Cancer Chemotherapy and Pharmacology』に発表されました。

がん治療薬のターゲット・Rasタンパク

Rasタンパクについてもう少し述べさせて下さい。

まず我々の体を構成する何十兆もの細胞は、ほぼタンパク質でできています。その中には、細胞の分化や増殖、死を決定づけるタンパク質も存在します。こうしたタンパク質はやはり遺伝子の設計図をもとに作られており、遺伝子が傷つけば、作られるタンパク質の働きが異常をきたします。がん細胞では、遺伝子の傷がもとで作られるタンパク質が正しく働かなくなるために、細胞が寿命を過ぎても増殖を続けてしまいます。この無限の増殖の原因となるのがＲａｓタンパクです。

全ての細胞は、生まれた時から寿命がプログラムされており、その時がくれば自然に死滅し、新しい細胞がとって代わります。これが細胞のアポトーシスであり、正常な新陳代謝です。

がん細胞はこの自然死にいたるプログラムが壊れており、無限に増殖を続けてしまう細胞です。さまざまながんにおいてＲａｓタンパクの突然変異が発見されています。これまでの研究によれば、膵臓がん（90％）、結腸がん（50％）、肺がん（30％）、卵巣がん（15％）、甲状腺がん（50％）、膀胱がん（６％）の患者に、Ｒａｓタンパクの突然変異が見られるようです。

これ以外にも全身性エリテマトーデス、皮膚がん、関節リウマチ 、腎臓がん及びいくつかの白血病（Leukemia）でも、突然変異の比率が高いことがわかっています（そのためアントロキノノール含有エキスは、全身性エリテマトーデスや関節リウマチの症状を緩和するとして注目されています）。

がん治療薬の開発にあたる世界の製薬メーカーが、Ｒａｓタンパクに照準を合わせて研究を行っています。ベニクスノキタケ由来のアントロキノノールは、こうした開発の最前線にある物質なのです。

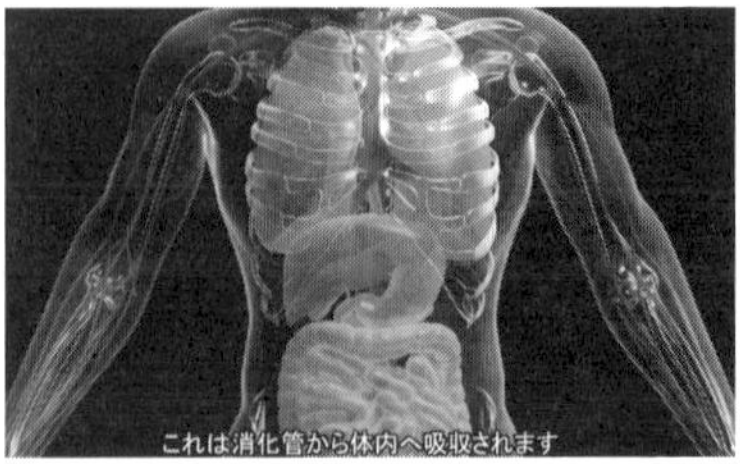

①アントロキノノールは液状であり、経口投与用にカプセル化されました。消化管から体内へ吸収されます。

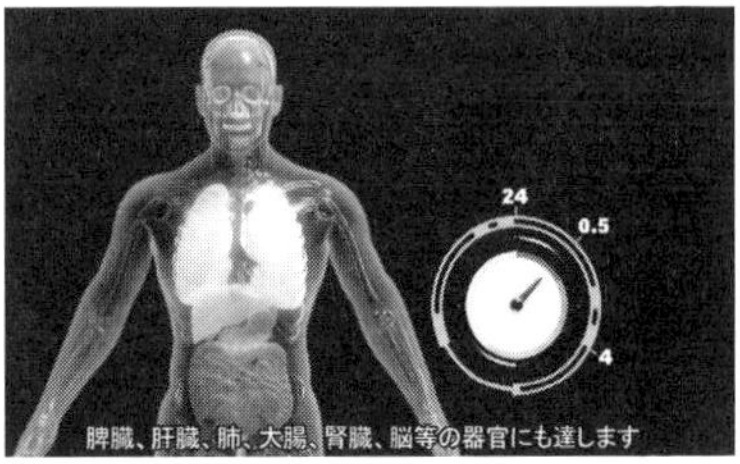

②脾臓、肝臓、肺、大腸、腎臓、脳等の器官にも達します。

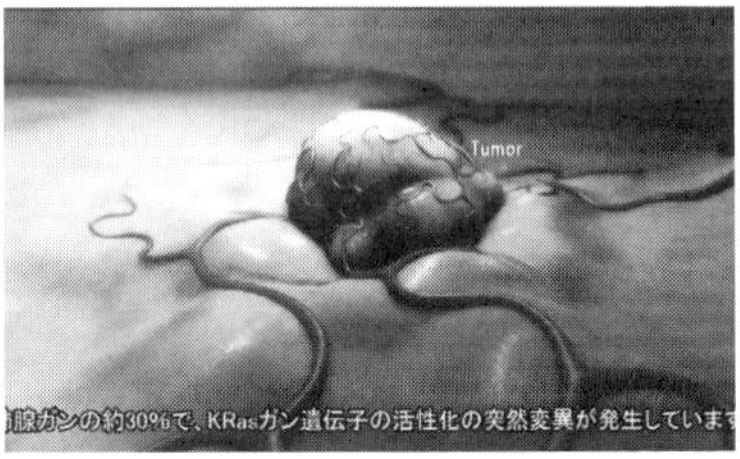

③肺腺がんの約30%で、Rasがん遺伝子の活性化の突然変異が発生しています。

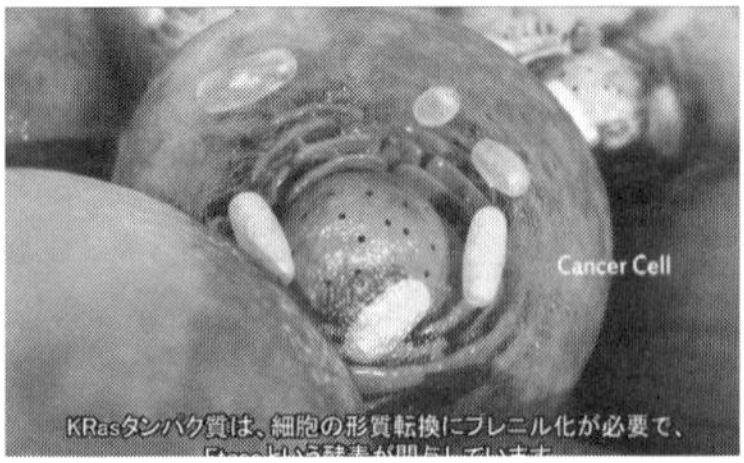

④ Rasタンパク質は、細胞の形質転換にプレニル化が必要で、FTaseという酵素が関与しています。

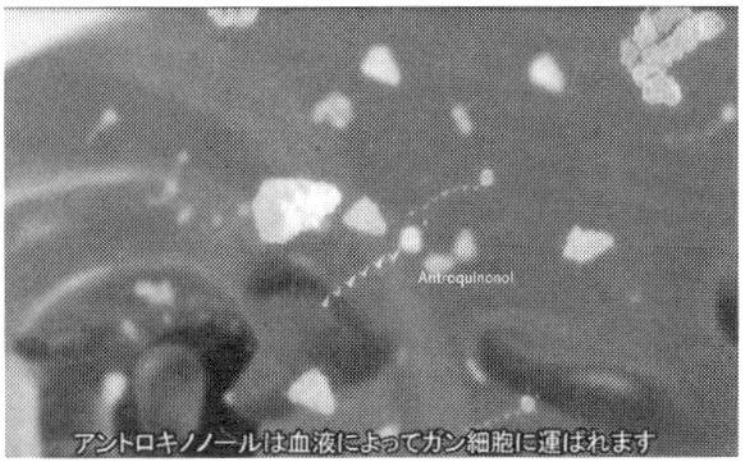

⑤アントロキノノールは血液によってがん細胞に運ばれます。

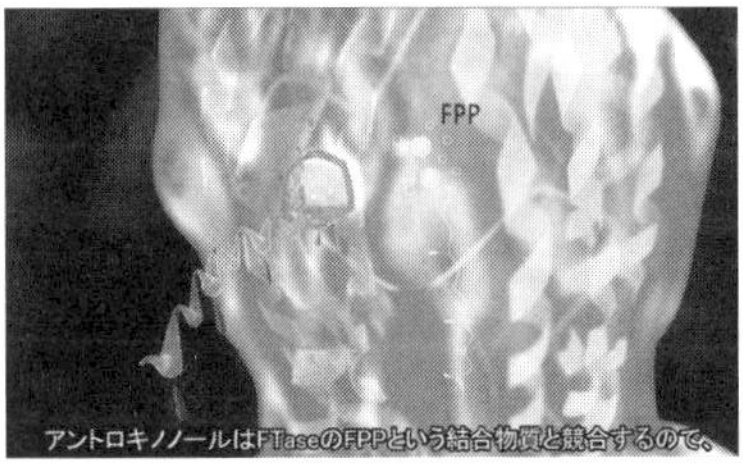

⑥アントロキノノールはFTaseのFPPという結合物質と競合します。

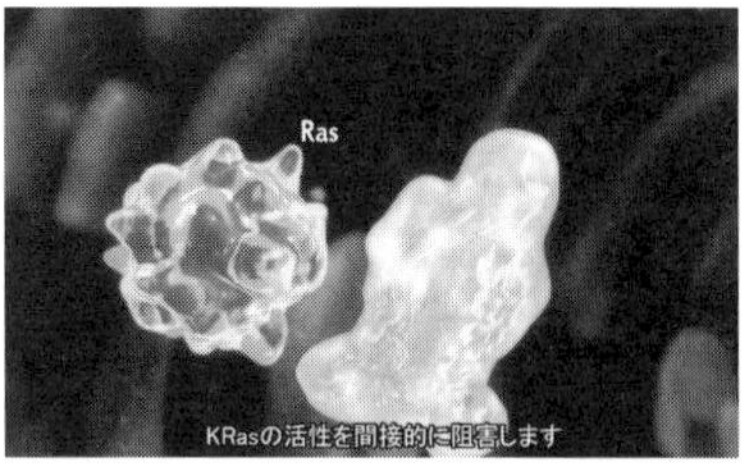

⑦そのため、Rasの活性を間接的に阻害します。

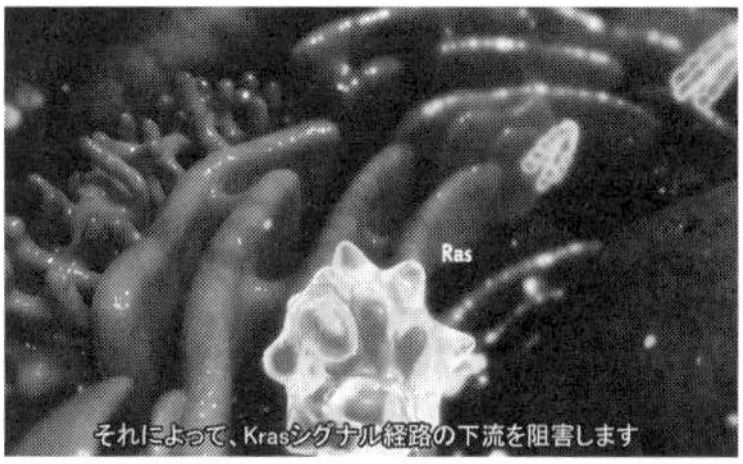

⑧それによって、Rasシグナル経路の下流を阻害します。

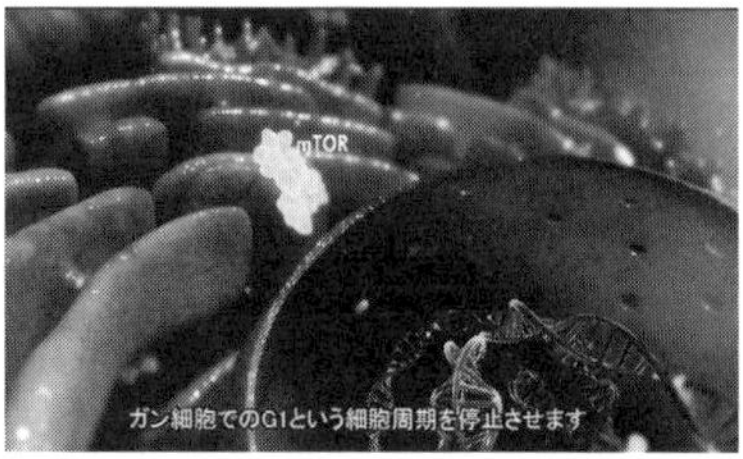

⑨がん細胞でのＧ１という細胞周期を停止させます。

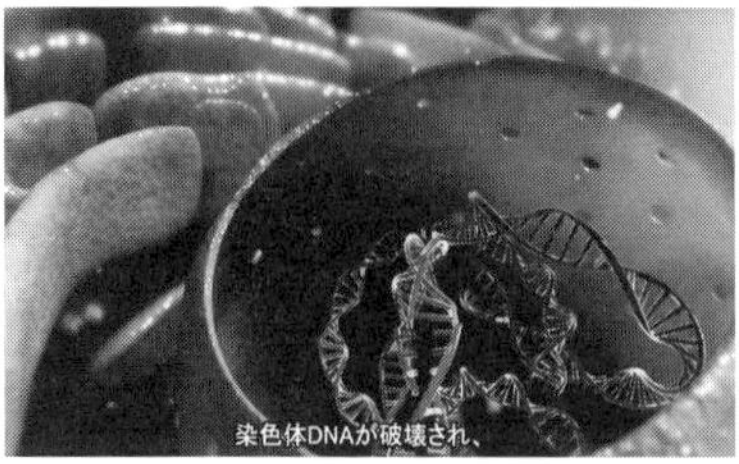

⑩染色体DNAが破壊されます。

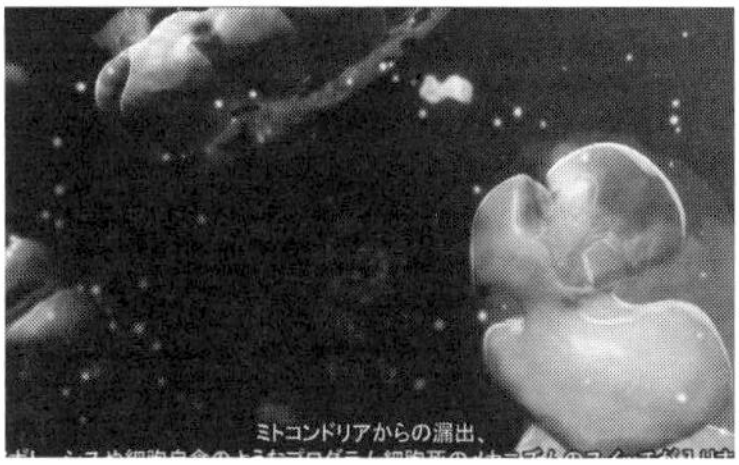

⑪ミトコンドリアからの漏出、アポトーシスや細胞自食のようなプログラム細胞死のメカニズムのスイッチが入ります。

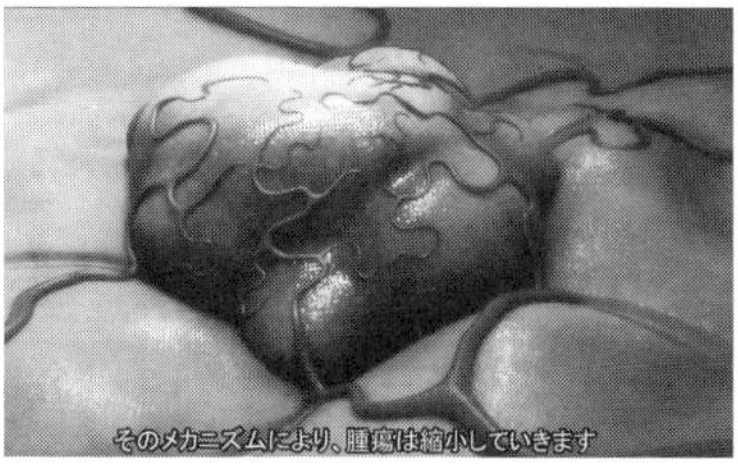

⑫そのメカニズムにより、腫瘍は縮小していきます。

②がん細胞のみに細胞毒性を発揮して死滅させ全身性の副作用を防ぐ

様々ながん細胞においてRasタンパクの異常がみられ、細胞増殖が止まらなくなっています。平均して3割のがんにおいてこうした異常がみられます。先の研究でこうしたがん細胞株に対しては、アントロキノノールが有効であることがわかりました。

それでは、Rasタンパクが正常ながん細胞ではどうなのでしょう。がん細胞であっても、Rasタンパクは正常で、細胞の増殖が必要な時にオンになり、不要な時にはオフになっているものもあります。アントロキノノールはこうしたがん細胞に対しても有効で、がん細胞の特徴的なタンパクに反応し、増殖を阻害して死滅に導くことがわかりました。

結果、アントロキノノールが多数のがん細胞（脳腫瘍、リンパ腫、白血病、肺がん、乳がん、肝臓がん、すい臓がん、胃がん、直腸がん、前立腺がん及び膀胱がん等）に対して細胞毒性効果を有すること、そして、正常な組織細胞に対しては毒性を有さないことがわかりました。

これは従来の抗がん剤の抱える最大の問題、全身性の副作用を未然に回避できることを意味しています。副作用があるために困難だったがん治療が、アントロキノノールならば可能になるかもしれません。

③がん化につながる慢性炎症を抑制する

発がんに関して今最も注目されているのは慢性炎症という現象です。がん細胞の発生には、慢性的な炎症が深く関わっていることが知られています。例えば舌がんや皮膚がんなどでは、表皮の同じ箇所が傷つき炎症が慢性化することで、がんになりやすいことがわかっています。

目に見えない体内でも同様です。胃がんでも、内壁の粘膜が慢性的な炎症をおこしているのと、がんが起こりやすいのです。そこにヘリコバクターピロリ菌が潜み、細胞のがん化がおきると考えられています。

またがん細胞も、炎症性サイトカインを大量に放出しては周辺の組織に炎症を起こす性質があります。これには新たながん細胞の発生を促すと同時に、がん細胞が増殖しやすい環境を整えているのです。炎症がおこっている組織には、たくさんの炎症細胞が集まります。炎症細胞からはインターロイキンなどの炎症性サイトカインが放出され、組織を破壊してしまいます。そのため炎症が起こっている組織では、新しい細胞をつくるため細胞分裂が盛んになります。細胞分裂が盛んになると、それが回復にとって必要なことであっても、細胞のがん化の可能性が高くなってしまうのです。

アントロキノノールは炎症細胞に入ると、炎症性サイトカインの産生を抑制します。さらに防御酵素のような抗酸化物質の産生を促すため、炎症は治まり、細胞のがん化を抑制することが可能になるのです。

このことはアントロキノノールが、がん細胞の増殖を妨げ、かつ新たながん細胞の発生を抑制する作用があることを意味しています。

以上の働きをまとめるとアントロキノノールの抗がん剤には、大きく4つの特長があることがおわかりいただけるでしょう。

①がん細胞増殖のスイッチを切る
②がん細胞のみに細胞毒性を発揮して死滅させる
③抗がん剤による全身性の副作用の軽減効果
④がん化につながる慢性炎症を抑制する

臨床試験でわかった各種のがんに対する抑制作用。投与量に比例

これまで行われたアントロキノノールの抗がん作用に関する臨床試験をご紹介しましょう。

肺腺がんに対する薬効試験

アントロキノノールを肺腺がんの患者に経口投与した場合の投与量と肺腺がんの抑制効果には、正の相関関係があることが分かります。投与量が多いほど、腫瘍の抑制効果が顕著になります。

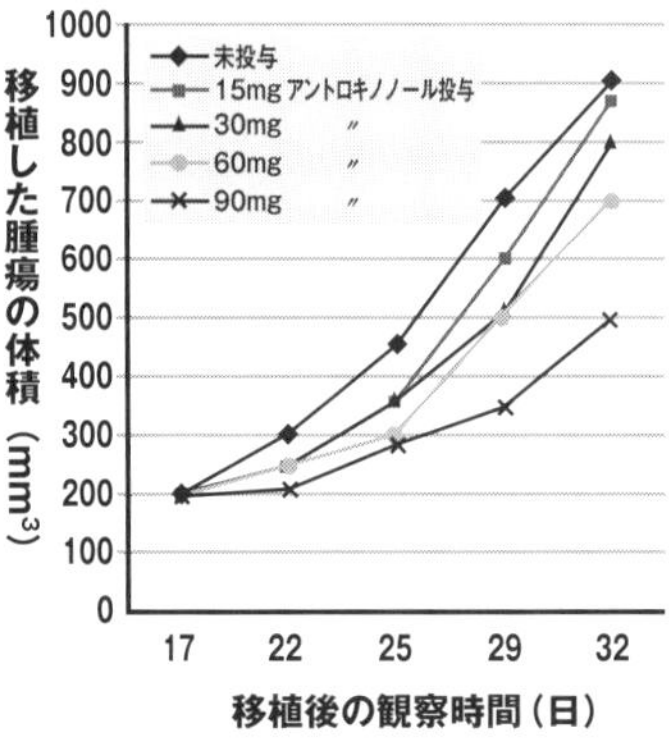

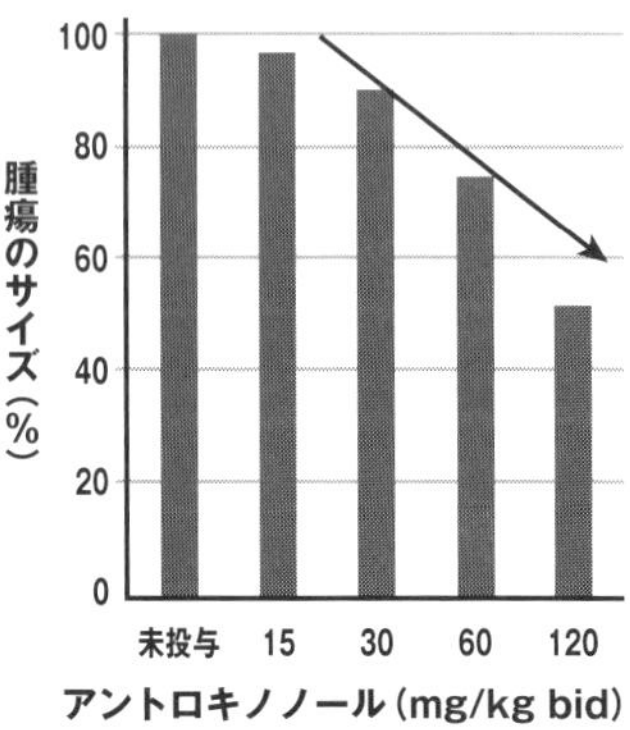

大細胞肺がんに対する薬効試験

アントロキノノールを大細胞肺がんの患者に経口投与した結果、投与量と大細胞肺がんの抑制効果には、正の相関関係があることが分かります。投与量が多いほど、腫瘍の抑制効果が顕著になります。

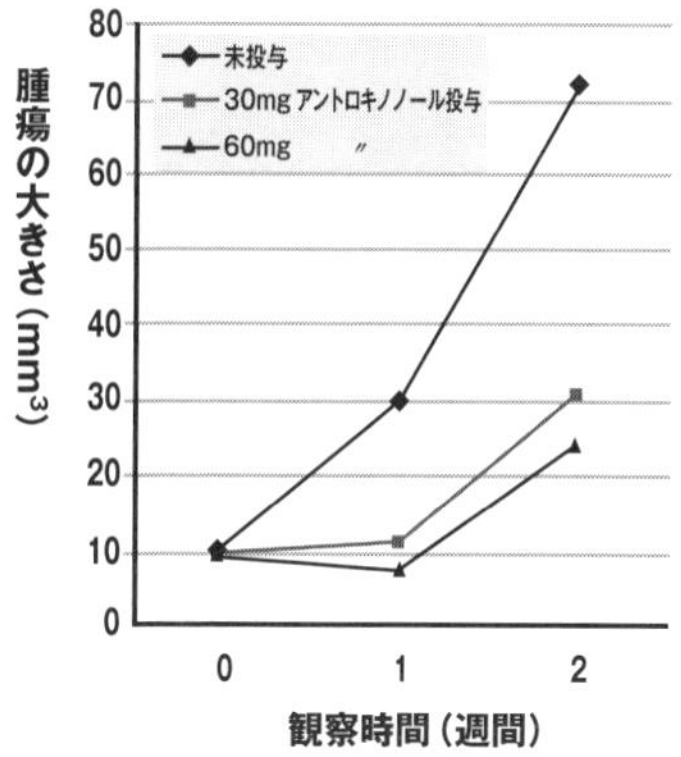

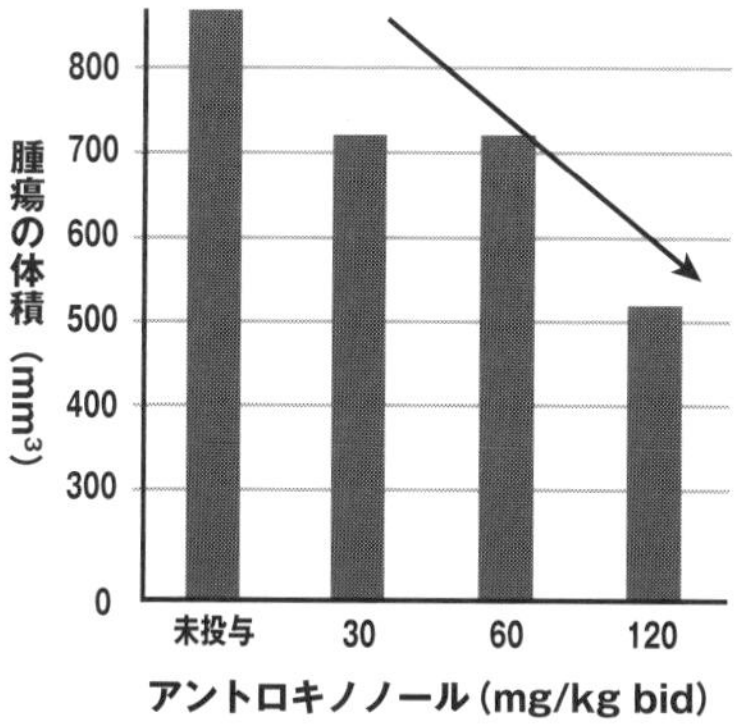

乳がんに対する薬効試験

アントロキノノールを乳がんの患者に経口投与した結果、投与量と乳がんの抑制効果には、正の相関関係があることが分かります。投与量が多いほど、腫瘍の大きさの抑制効果が顕著になります。

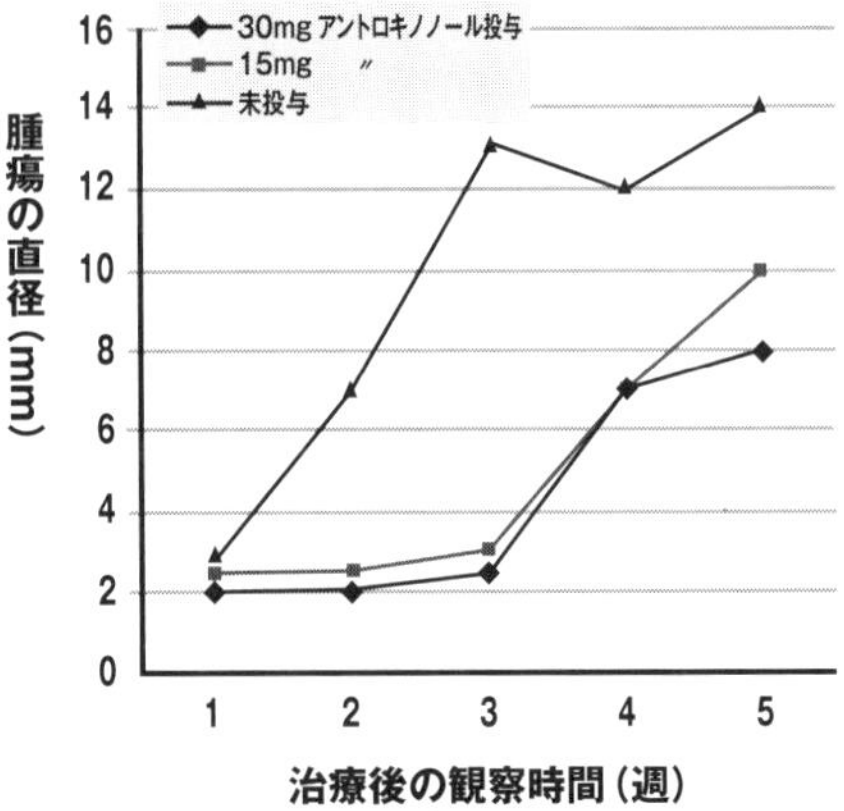

がんが惹起《じゃっき》する骨疼痛の緩和に関する薬効試験

骨転移のあるがん患者にアントロキノノールを経口投与した結果、がんによって引き起こされる骨疼痛の閾値と投与量には、正の相関関係があることが分かります。閾値が高いほど、耐えられる疼痛の度合いも大きくなることを示します。

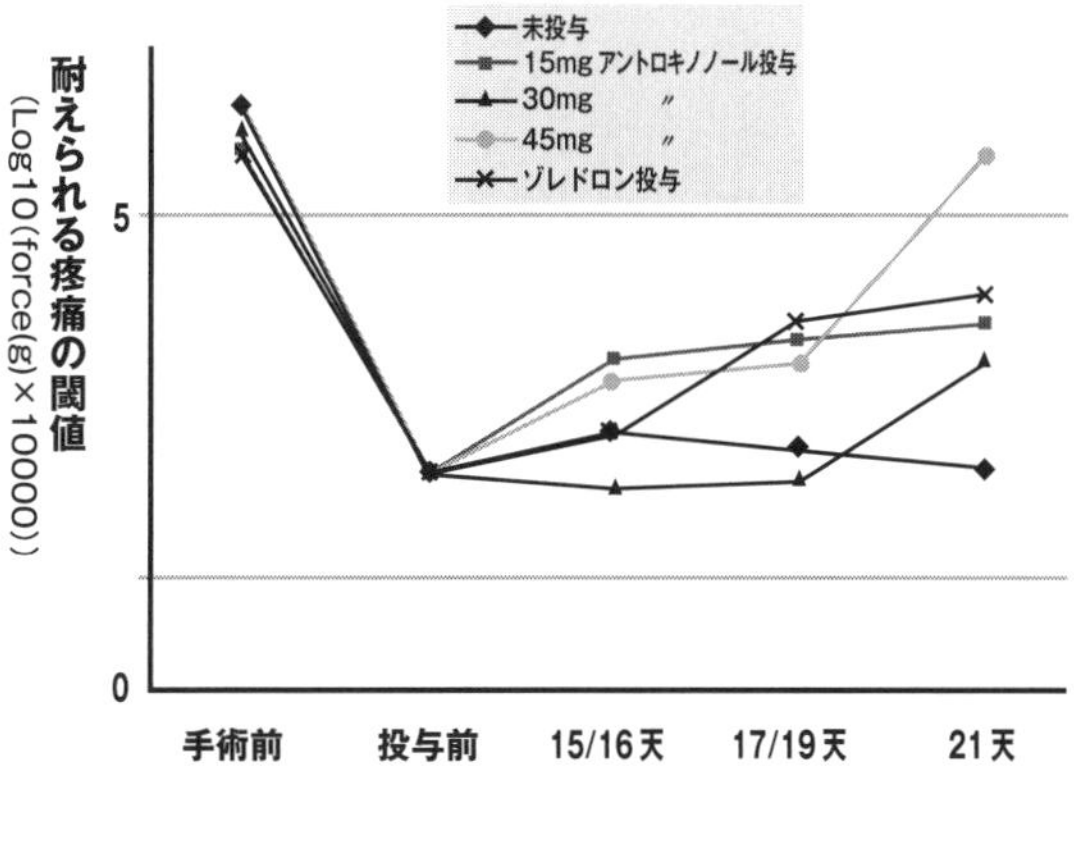

乳がん細胞に対する誘導作用（動物実験）

乳腺腫瘍の雌ラット80匹を5つの群に分け、それぞれベニクスノキタケ（ベニクスノキタケは英名 Antrodia camphorata からACと略されている）低用量群、ベニクスノキタケ高用量群、アントロキノノール低用量群、アントロキノノール高用量群、パクリタキセル群（現在最も投与される頻度の高い抗がん剤）として投与した。実験結果から、ベニクスノキタケ群、アントロキノノール群、パクリタキセル群に関わらず、10㎜未満の乳腺腫瘍はいずれも顕著に縮小。しかし、10㎜超の乳腺腫瘍では、アントロキノノール群のみに顕著な縮小が認められた。

(A) 乳がんの外観

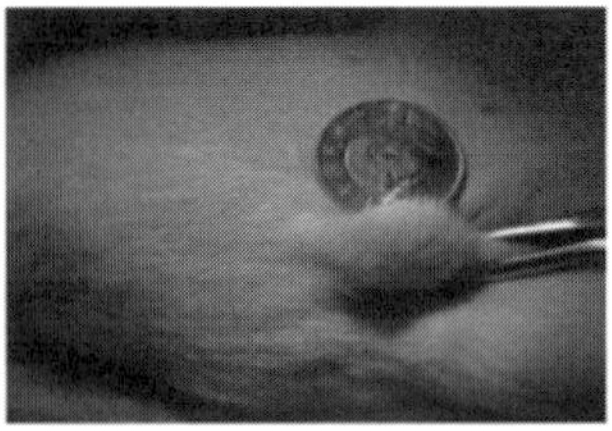

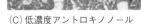

(B) 対照群（投与しません）

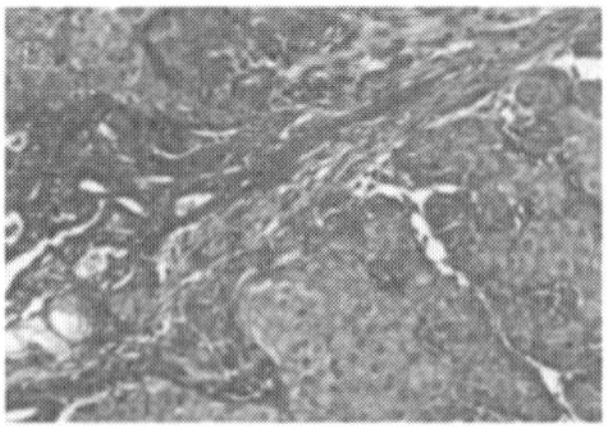

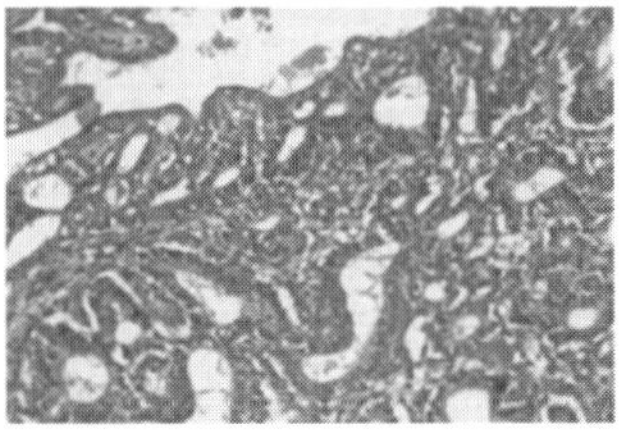

(C) 低濃度アントロキノノール

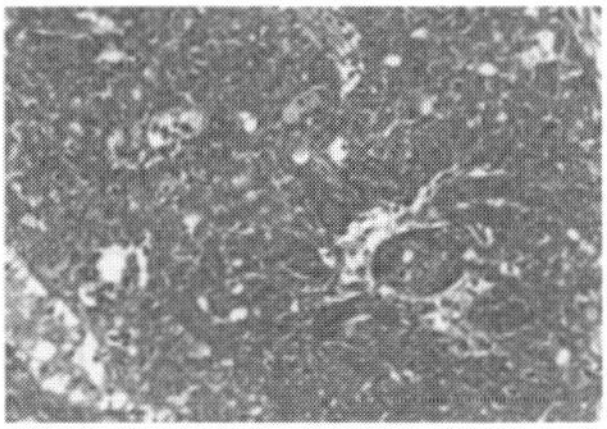

(D) 高濃度アントロキノノール

アントロキノノールの非小細胞肺がんの第Ⅰ相臨床試験結果

台湾で行われたアントロキノノールの非小細胞肺がんの第Ⅰ相臨床試験の結果が公開されましたので、ここにご紹介します。

試験対象者は13名。全員、非小細胞肺がんステージⅣと診断されています。

この方達に連続4週間の試験期間において、用量を少しずつ増量し目的の結果が得られるまで続ける方法(漸次増量法)と、標準用量(450、600mg/日)を投与する方法を行ったところ、いずれも明らかな用量制限毒性(DLT)(これ以上の増量ができない理由となる毒性(副作用)のこと)は認められませんでした。したがってアントロキノノールが良好な安全性と高い忍容性を有することが明らかです。

13名の患者のうち、1名は2週間の治療を受け、試験終了時点で腫瘍の直径が41mmから31mmに縮小しました。3名の患者には連続3ヶ月経口投与し、安定した病状が維持されました。

非小細胞肺がんとは

肺がんは大きく分けると、小細胞肺がんと非小細胞肺がんの2つのタイプがあります。非小細胞肺がんには、さらに腺がん、扁平《へんぺい》上皮がん、大細胞がんなどがあります。日本人に多いのが非小細胞肺がんの方で、肺がんの約60％を占めるのが腺がんです。次に扁平上皮がんが多くみられます。大細胞がんや小細胞がんは比較的発症頻度の低いがんです。

正常細胞を傷つけない3つの抗がん作用。臨床例では総改善率は70％

これまでの研究からアントロキノノールには、アポトーシス誘導、細胞毒性、慢性炎症抑制という3つの作用によって、がん細胞の増殖を抑制、消滅させる力があることがわかりました。

ただしこれらの働きにおいて特に強調したいのは、この物質の持つ強力な抗がん性ではありません。がんの増殖を止める、炎症を抑えるといった確実でありながら穏やかな作用です。細胞毒性に関しても、実際はがん細胞が自らのタンパク質を分解して消滅していきます。いずれも正常細胞を傷つけない、がん細胞をも自然のプログラムに沿って消滅させるという働きです。

このことは、これまでの「毒を持って毒を制す」的な攻撃的ながん治療、患者の命を危険にさらしてがんを殺す治療からの転換であり、今後のがん治療の在り方を示すものだと思われます。

実際、現在開発されている抗がん剤の多くは、がん細胞だけをターゲットにした分子標的薬です。まだ決定的なものはできていませんが、アントロキノノールの抗がん作用はその方向性を示す好例だといえるでしょう。

アントロキノノールは既にがん患者を対象に臨床試験を行っていますが、その効果は、総改善率70％となっています。

動物実験、ヒト対象試験で確かな安全性を確認

アントロキノノールに関しては動物実験、ヒトを対象とする臨床試験のいずれにおいても徹底した安全性試験が行われています。がん患者ではなく健康な成人に対して安全性が保証されているということは、がん治療後、体内にがんがなくなった後で継続服用しても、健康上問題がないだけでなく、再発や転移の可能性を下げることにつながると言ってもいいのではないでしょうか。

●28日間動物毒性試験

マウスおよびビーグル犬の最大耐用量試験。

マウスおよびビーグル犬に対し、28日間、用量漸増法でアントロキノノールを投与しました。結果投与量が30㎎／㎏から１００㎎／㎏まで、毒性所見はみられませんでした。

●90日間動物毒性試験

マウス及びビーグル犬に対し、90日間、アントロキノノールを反復投与しました。結果、投与量が30㎎／kgから100㎎／kgまで、いずれにも全身毒性所見はみられませんでした。

また、安全性薬理試験においても異常はみられませんでした。遺伝毒性試験においても、突然変異、染色体損傷、染色体異常はありませんでした。これまで行った細胞、動物、ヒト臨床試験において毒性、異常等の事象はありませんでした。安全性において一切問題がないものと考えていいでしょう。

●90日間反復経口投与によるヒト安全性試験

健常な被験者31名に対して、アントロキノノールを朝、夕、90日間経口投与しました。結果、被験者の生化学検査値には全く影響がみられませんでした。唯一トリグリセリド（中性脂肪）の低下がありました。

非小細胞肺がんの新薬として最終臨床試験（第Ⅲ相試験）準備中

現在アントロキノノールは、すい臓がん、肝臓がん、非小細胞肺がん、そして急性骨髄性白血病の新薬として開発が進められています。本章冒頭でご紹介したように、既にアメリカのＦＤＡ（全米食品医薬品局）から、これらの薬が希少疾病用医薬品（ＯＤ）の認定を得ています。今後、臨床試験が順調に進めば、新しい抗がん剤として認可され、臨床現場で使われる日は遠くないことでしょう。

現在ＦＤＡのルールに従って、非小細胞肺がんは第Ⅱ相試験で良好な結果を出しており、すい臓がんでは第Ⅰ相臨床試験目前といったところです。

統計上、非小細胞肺がん患者はＲａｓタンパクにおいて変異の発生率は30～35％であり、一方、すい臓がんでは90％と高率です。そのためＲａｓタンパクに作用するアントロキノノールのすい臓がんに対する有効性は高いと期待されます。

ＷＨＯによると、２０１２年に世界ですい臓がんで死亡した患者は33万人であり、全てのがんの死亡患者数では7位、アメリカでは4位です。

すい臓がんは最も悪性度が高く難治性のがんであり、その9割以上は腺がんに属します。自覚症状が少なく、発見された時には既に進行し転移していることが多いと言われています。5年生存率は5％以下です。

多くの患者が手術では根治できず、化学療法はあまり効果がありません。現在の医学界には、「すい臓がんの治療に対し、患者に提供できる有効な薬物はない」という悲観的なムードがあります。それだけに、Ｒａｓタンパクに働きかけてがんの増殖を抑えるアントロキノノールへの期待は大きいようです。

また非小細胞肺がんも治療の難しいがんです。新薬承認に向けた臨床試験は第Ⅰ相から第Ⅲ相までですので、アントロキノノールは次が最後の臨床試験です。このことは肺がんの患者にとって大きな希望であり、がん治療における新たな一歩となりそうです。

エビデンス（科学的証拠）となる学術誌への研究論文掲載

アントロキノノールの研究は、その発見から今日まで繰り返し国際的な学術誌に掲載されています。

権威ある学術誌に掲載されることは、単に名誉なだけではありません。また投稿すれば掲載されるという簡単なものでもないことは、今日多くの人の知る所です。既にご紹介しましたが、学術誌に掲載されるためには「査読」と言われる厳しいチェックを経なければなりません。医学、生物学などの複数の専門家によって研究内容の信憑性や価値が厳しくはかられます。従って掲載されること自体が、科学的に一定の評価を得たと言えるものです。

がん治療に関してしきりに語られるエビデンス（科学的根拠）の大きな要素になっているのが、この学術誌への論文掲載です。アントロキノノールの論文が掲載されたのはいずれも権威のある学術誌なので、やはり世界的な評価を得たと言っていいでしょう。

少し前に、世界的な学術誌ネイチャーに掲載された日本人研究者の論文を巡って、大きな論争が巻き起こったことはご記憶の方も多いでしょう。どんな細胞にも分化しうる万能細胞がテーマでしたが、後にこの研究は信憑性が乏しいとして糾弾され、研究者サイドから撤回する事態になりました。

真偽のほどは未だ藪の中ですが、権威のある学術誌に論文が掲載されるということは、科学の世界ではそれほど重要なことなのです。失敗は許されません。

もちろんアントロキノノールに関しては、そうした問題は全くなく、次々と掲載論文は増えています。

ここで、これまでアントロキノノールが掲載された学術誌をご紹介します。いずれも専門的な論文であるため、専門用語によるタイトルであることをご容赦ください。

●新規がん細胞毒性薬の発見

学術誌『Planta Medica』２００７年

がんの種類：ヒト乳がん、肝がん細胞、前立腺がんのがん細胞株

スペクトル解析を採用して化合物の構造を同定し、その細胞毒性の活性について評価を行った。アントロキノノールは、ヒト乳がん、ヒト肝がん細胞および前立腺がんのがん細胞株に対して阻害効果を有する。

●がん細胞のＲＡＳシグナル伝達の遮断

学術誌『Cancer Chemotherapy and Pharmacology』２０１０年

がんの種類：ヒト肺がん、肝臓がん並びに白血病細胞株

アントロキノノールが異なるがん細胞株に対して細胞死を誘導する際のＩＣ50値は２・22から６・４μＭである。アントロキノノールによるがん細胞アポトーシスの誘

導は、FTase活性の阻害と細胞オートファジーの誘導によるものだと思われる。

●非小細胞肺がん　がん細胞増殖の抑制

学術誌『Mutation Research』2011年
がんの種類：非小細胞肺がん細胞株

マイクロアレイ解析の結果から、アントロキノノールで未処理の対照群と比較した場合、非小細胞肺がん細胞において、アントロキノノールがマイクロRNA(miRNAs)の発現水準を変化させることが判明した。またデータとともに、肺がんA549細胞の増殖が、アントロキノノールから明らかに抑制的に影響を受けることが分かった。

●ヒト肝がん細胞におけるAMPK及びTOR経路に対するアントロキノノールの重要な働き

学術誌『Biochemical Pharmacology』2010年

がんの種類：ヒト肝がん細胞

アントロキノノールは、mTORなどを含むタンパク質のリン酸化を阻害することによってTSC1／TSC2の遺伝子を誘導し、ヒト肝がん細胞タンパク質の合成を阻害する。アントロキノノールはAMPK及びmTOR経路において、肝臓がんにとって重要な役割を果たし、主にG1期における細胞周期の停滞とその後のアポトーシスを惹起することが明らかになった。

●ヒト膵臓がん細胞オートファジーの作動及びがん細胞プログラム細胞死の誘導

学術誌『Journal of Nutritional Biochemistry』2012年

がんの種類：ヒト膵臓がん細胞

90％以上の膵臓がんは、KRas遺伝子に突然変異及び活性が生じる。アントロキノノールはPI3K／kt／mTORのシグナル経路を阻害することによって、膵臓がん細胞の活性を阻害すると結論づけた。阻害が細胞周期G1期の停滞を惹起し、最終的にはミトコンドリアの依存性細胞死を引き起こす。また、がん細胞のオートファジー性細胞死とがん細胞の老化加速も、アントロキノノールが抗がん作用を有することを示唆している。

第6章

抗がん成分から生まれたサプリメント

アントロキノノール含有エキスの多彩な抗がん作用

伝統的な医学・漢方薬素材から抗がん剤、そして誕生したサプリメント

サプリメントとして何を選ぶかは大変難しい問題です。特にがんに勝つために選ぶのですから、がんに対して確かな薬理作用がなければなりません。

ビタミンやミネラル、ホルモン、酵素などのお馴染みのサプリメントにしたものはたくさんありますが、これはふだんの健康増進用であり、あくまで不足した栄養素を補うものです。

ここでは、大昔から大切に伝えられてきた伝統医学・漢方薬の素材の中から、ベニクスノキタケという薬用キノコをご紹介します。

世界には数千種という種類のキノコがあり、その中には薬用キノコとして珍重されているものがあります。有名なところでは霊芝(サルノコシカケ)、昆虫に寄生する冬虫夏草、猪苓舞茸など既に漢方薬として有名なものも多数あります。一時注目されたアガリクス、メシマコブ、ヤマブシタケなど民間薬として知られていたもの、既に抗

がん剤の材料になっているカワラダケ、シイタケ、最近ではカバノアナタケなど数え上げればきりがないほどです。

古来キノコという生物は、食用だけでなく世界各地で民間療法の薬として利用されてきました。効能はさまざまですが、その中には前述のように抗がん作用があるとして注目を集めるキノコもあります。

ベニクスノキタケもそうしたキノコです。このキノコからは抗腫瘍効果の高いアントロキノノールという成分が世界で初めて抽出され、新しい抗がん剤として研究が進められています。その過程で、サプリメントとして転用されたのがアントロキノノール含有エキスです。

台湾固有種のキノコ、万能薬から抗腫瘍効果に注目

ベニクスノキタケは、世界でも台湾だけに自生しているという大変めずらしいキノコです。学名は「Antrodia camphorata（アントロディア・カンフォラタ）」。サルノコシカケ科の原産地の台湾では「樟芝《しょうし》」と呼ばれています。その色は鮮紅色から褐色で、希少性から「森のルビー」「森の宝石」などと呼ばれています。

生息するのは海抜５００メートル以上の高山のみで、クスノキ科の牛樟樹《ぎゅうしょうじゅ》という樹木に寄生します。若木には生えず、樹齢１００年を超える老木の洞《うろ》（幹の空洞）に寄生します。食用のキノコとは違い1年で１ミリ程度しか成長しないため、乱獲によってたちまち絶滅寸前となり、台湾政府が国を挙げて保護に乗り出しています。

民間薬として古くから台湾の人々の健康維持や病気回復に役立ってきた長い歴史があり、貴重な薬用キノコとして位置づけられています。たとえば食中毒、下痢、肝炎・肝硬変・がん・高血圧・尿毒症など様々な効能が伝えられています。解毒作用がある

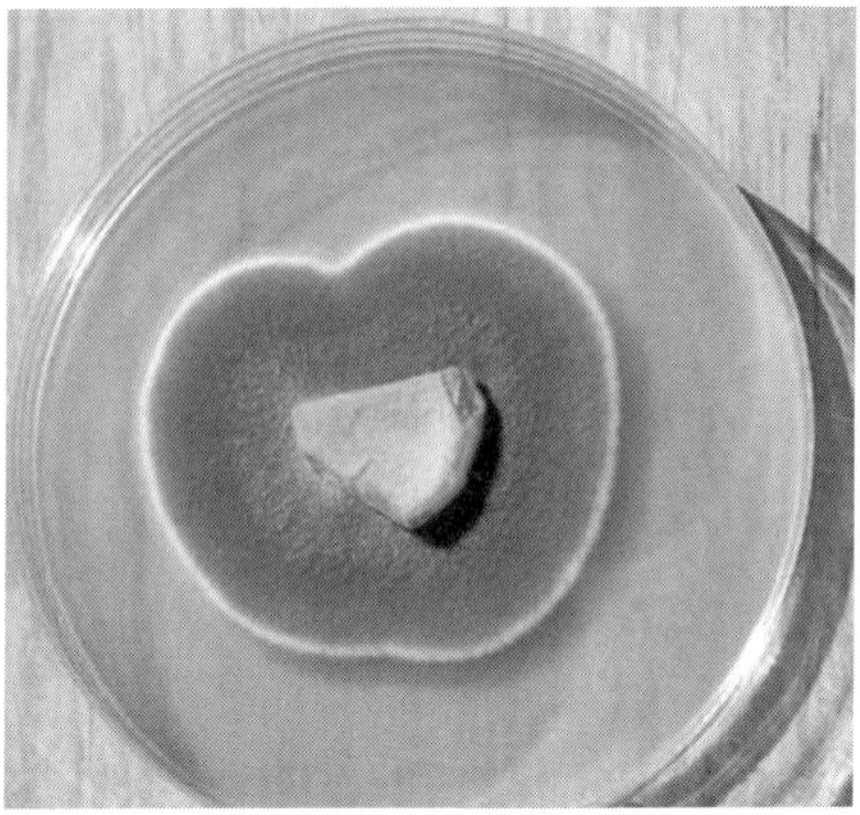

ベニクスノキタケの菌糸体

ので、用途は広かったと考えられます。

現代では科学によって、ベニクスノキタケの成分分析や効果効能が調べられており、特に抗腫瘍効果、つまりがんに対する作用が注目されています。

医学研究の対象として注目される菌類の可能性

キノコという生物ですが、植物だと思っている人が多いかもしれません。実は植物ではなく菌類というのが正解です。生物学的に、キノコが属するのは動物でも植物でもなく、菌類というカテゴリーです。近い生物でいうとカビの仲間なのでちょっと下等な感じがしますが、青カビから結核の特効薬ストレプトマイシンがみつかったように、菌類は医学薬学研究にとって極めて魅力的な生物です。

世界各地には様々なキノコの民間薬が存在し、太古の昔からその地の人々の健康を支えていました。よく知られたアガリクスやメシマコブは、やはり古来、民間薬として扱われていました。

世界の製薬メーカーは、「明日の新薬の卵」を探して、そうした未知の生物を探し回っています。既にカワラタケというキノコからクレスチン、食用キノコのシイタケからレンチナンという抗がん剤が作られており、キノコはがんには縁のある生物といっていいかもしれません。

広辞苑では、キノコは「子嚢菌《しのうきん》の一部および担子菌《たんしきん》類の子実体《しじつたい》の俗称。山野の樹陰・朽木などに生じ、多くは傘状をなし、裏に多数の胞子が着生。松茸・初茸・椎茸のように食用となるもの、有毒のもの、また薬用など用途が広い」とあります。

われわれが食用にしている太い軸のような部分は子実体といい、根っこのような部分の細いところを菌糸体といいます。キノコの本体はこの菌糸体であり、子実体は花のようなもので、胞子を生産してカサ部分から飛ばすための生殖器官です。

アントロキノノール含有エキスとは

天然のベニクスノキタケの薬理成分を利用しようとしても、今日、キノコそのものは、入手がきわめて困難です。天然のベニクスノキタケは、1kg200万円という値段がつく希少品種になっています。

そこで、台湾では、ベニクスノキタケの菌糸体を人工培養する方法が盛んになりました。前述のとおり菌糸体はキノコの本体であり、薬理成分のすべてがふくまれています。そういう点では、子実体のような水分の多い部分を利用するより、効率よく培養することができるようです。

今やベニクスノキタケは、台湾が世界にほこる薬用生物であり、政府主導の国家プロジェクトとして研究開発が進む特別な存在なのです。

前章でご紹介したように、台湾のある製薬メーカーは、ベニクスノキタケに含まれる抗がん成分アントロキノノールを発見しました。ベニクスノキタケの加工法にも独自の技術を有し、菌糸体を穀物などの固体培地で3か月かけて発酵させる固体発酵という特殊な栽培方法をとっています。

この方法で製造されるベニクスノキタケ菌糸体のエキスは、単純に菌糸体を濃縮したものとは異なり、特殊な成分アントロキノノールが含まれています。この成分は独自の発酵技術と製造方法から発見、抽出可能なものであり、他のどのようなベニクスノキタケ製品にも含まれていません。

アントロキノノール含有エキスの多彩な有効成分

研究の結果、アントロキノノール含有エキスは主な有効成分として、次のような生理活性物質を含んでおり、さまざまな効能を持つことが確認されています。そして最も注目されているのががんに対する薬理作用、いわゆる抗腫瘍効果です。

＊アントロキノノール……抗腫瘍効果（がん細胞自食作用、アポトーシス誘導）、抗炎症作用、免疫調整作用、動脈硬化改善作用
＊βグルカン等の多糖類……抗腫瘍作用、高血圧改善作用、血糖降下作用
＊トリテルペン類……血圧降下作用、抗腫瘍作用、抗炎症作用、肝機能向上
＊ＧＡＢＡ（ギャバ）……肝機能改善作用、血圧上昇抑制作用
＊エルゴステロール……骨粗しょう症予防作用、抗腫瘍作用
＊ＳＯＤ（スーパーオキシドディスムターゼ）……抗酸化作用
＊核酸……血行促進、老化防止

がん・免疫系きのこの栄養成分比較

栄養成分	具体内容	個体培養 ベニクスノキタケ菌糸体	霊芝	アガリクス	生理作用
Antroquinonol (アントロキノノール)	固体培養のベニクスノキタケ菌糸体には、他のベニクスノキタケにはない特許成分Antroquinonolが含有されています。	●			抗腫瘍(癌細胞自食作用、アポトーシス誘導)、免疫調整、炎症の抑制、高コレステロール血症、動脈硬化症、脂肪肝、肝線維症の改善、腎臓保護、スキンケアなど。
多糖類	β-Dグルカン	●	●	●	免疫機能向上、抗腫瘍、高血圧の抑制、コレステロール低減、糖尿病の症状改善など。
トリテルペン	アントシンA、アントシンB、アントシンC、アントシンE、アントシンF、アントシンGメチル、アントシンHメチル、ザンク酸D、など200種類。	●	●		肝臓保護、肝臓解毒機能向上及び肝臓細胞再生、高血圧症改善、炎症の抑制、免疫調整など。
SOD	スーパーオキシドディスムターゼ	●	●	●	活性酸素の毒性の抑制、抗酸化、老化抑制、生活習慣病の予防。
核酸	アデノシン	●	●		育毛効果、血行促進効果、心疾患や脳疾患の予防など。
ビタミン	ビタミンB	●	●	●	疲労回復、成長促進、貧血予防、皮膚健康、血糖値改善など。
	ナイアシン	●		●	酸化還元反応に関与する酵素の補酵素として機能しています。
微量元素	カルシウム	●	●	●	血液凝固や心機能、筋収縮などに関与し、体内で重要な役割を担っている。
	リン	●	●	●	カルシウムとともに骨格を形成すること。
	亜鉛	●		●	酵素の構成、酵素反応の活性化、ホルモン合成や分泌の調節、DNA合成、たんぱく質合成、免疫反応の調節に関与している。
	ゲルマニウム	●	●		抗腫瘍など。
ステロール	エルゴステロール	●	●	●	骨や歯の健康を保つことと骨粗鬆症予防。

生物の成分を丸ごと使って抗がん剤とは異なる薬理作用

前章でご紹介した通り、アントロキノノールは、世界で唯一ベニクスノキタケだけに含まれている成分であり、特殊な方法でしか抽出できないものです。その高い抗腫瘍効果はがん細胞の増殖のスイッチを切り、アポトーシス誘導などでがん細胞を自然死に導き、かつ正常細胞には害を及ぼさない特別なものです。

そのため現在アントロキノノールは、肺がんやすい臓がん、肝臓がん、白血病など難治性のがんの新薬として研究開発が進んでいます。特に難治性のすい臓がんの新薬として、また非小細胞肺がんの薬として、アメリカと台湾で臨床試験が行われています。特に非小細胞肺がん用の抗がん剤としては、最終段階の臨床試験を控えており、新薬としての期待が高まっています。

しかしサプリメントとしてのアントロキノノール含有エキスには、抗がん剤のアントロキノノールとはまた違った働きがあります。

前述のようなトリテルペン類やβグルカン、アデノシン、エルゴステロール、SODの生理活性作用が加わったアントロキノノールです。様々な成分をあますず含んだ生物全体の力は、人間の持つ自然治癒力を高め、様々な病気から人を守り、心身共に健康へ導く総合的な力があります。

がんの発生、進行、再発を阻止する抗酸化作用

トリテルペン類のすぐれた抗酸化作用

ベニクスノキタケには、ほかの薬用きのこには見られないトリテルペン類が豊富に含まれています。アントシンA、アントシンB、アントシンC、アントシンE、アントシンFなど、その数200種類以上。それぞれに特徴的な健康効果がありますが、共通しているのが抗酸化作用です。

がんは細胞内の遺伝子に傷がつき、誤った遺伝情報を持った細胞が次々と増殖していきますが、最初の傷をもたらすのは活性酸素であると言われています。活性酸素は「酸化」という化学反応によって傷をもたらします。

トリテルペン類の抗酸化作用は、がんの発生から進行を抑制する働きがあります。またベニクスノキタケには、やはり活性酸素を除去するSODも豊富に含まれています。SODはスーパーオキシドディスムターゼの略で、細胞内で発生する活性酸素を無害化する酵素です。抗酸化物質の中でも最強と言われていますが、残念ながら加齢に伴って減少していきます。これを体の外から補うことで、老化に伴うがん等の病気予防、改善に役立ちます。ベニクスノキタケには、トリテルペン類だけでなくSODも豊富なので、相乗効果でさらに高い抗酸化作用が期待できます。

抗酸化物質の摂取ががん治療にとってマイナスであるという説がありますが、これに関しては反論も多数上がっています。また治療のタイミングとずらすことで、副作用の軽減や回復を早める効果が期待できると考えられます。

免疫力を高めてがんを排除する

免疫機能を高めるβグルカンなどの多糖類が豊富

総じてきのこ類は免疫力を高める働きがあり、ふだんの食事でも積極的に食べることが勧められています。薬用きのこと呼ばれるものは、特別にその力が強いわけです。「抗がんきのこ」なる言葉があるほど、きのこはがんに対する薬理作用が強い生物です。

特にベニクスノキタケには、トリテルペン類やβグルカン、アデノシン、エルゴステロール、SODなど様々な成分が含まれています。これらの成分は、様々な角度から免疫力を高める働きがあります。この中で特に有名なのはβグルカンをはじめとする多糖類です。多糖類は多くの抗がんキノコに共通する成分で、腸管から免疫を強化することで知られています。特にがんを攻撃するNK細胞やヘルパーT細胞を活性化し、がん細胞の発見や排除を促進します。

またトリテルペン類は炎症を抑制し、免疫細胞の過剰反応を防いで、免疫システム全体のバランスをとります。SODは細胞のがん化を防ぎ、進行を抑制します。また免疫細胞の酸化を抑え、活性の維持をはかります。

何か1つではなく生物が本来持っている様々な成分が、それぞれ違った角度から働きかけることで、免疫力全体の向上につながるのです。

アポトーシスの誘導作用

がん細胞のアポトーシスを促進

私たちの体は、60兆個とも100兆個とも言われる莫大な数の細胞から成り立っています。これらの細胞は次々に新しい細胞に入れ替わり、古くなった細胞は、自らを分解して死んでしまいます。このような細胞の自然死をアポトーシスといいます。全ての細胞には遺伝子にあらかじめプログラムされた寿命があり、その時間を全うすると新しい細胞にバトンタッチして消滅するのです。

これに対してウイルスが感染した細胞、遺伝子が傷ついた細胞などのように、体にとって好ましくない状態になった細胞は、免疫細胞に排除されて死んでいきます。寿命には関係ありません。こうした現象をネクローシスと言います。

ご存じのように、がん細胞は遺伝子が傷ついた細胞です。特に、寿命がきたら自然死するというプログラムが壊れて、無限に分裂を繰り返して増殖していきます。本来はわずかな傷なら自己修復作用が働いて正常な細胞に戻りますが、傷が多すぎると修復ができなくなってがん化してしまうのです。

これまでの研究により、アントロキノノール含有エキスには、がん細胞をアポトーシスへと導く作用があることが確認されています。

肝臓疾患や全身性エリテマトーデス、関節リウマチの改善など多彩な健康効果

アントロキノノール含有エキスは、がん以外にも様々な病気の改善に効果があることがわかっています。原産地の台湾では、原材料のベニクスノキダケは古くから万能薬として知られていた民間薬でした。例えば肝炎や肝硬変などの肝臓疾患です。これまで慢性肝炎や肝硬変の患者に対する臨床試験が行われ、いずれも検査数値の正常化や肝炎ウイルスの減少などが確認されています。

他にも動脈硬化の改善や腎臓機能の回復、全身性エリテマトーデスや関節リウマチ、あるいはアレルギー疾患などの自己免疫疾患の改善と、様々な病気や症状の改善が確認されています。実際にアントロキノノール含有エキスを利用した方の中には、リウマチが改善した方が目立ちます。

こうした多彩な健康効果は、アントロキノノール含有エキスが持っているトリテルペン類やβグルカン、アデノシン、エルゴステロール、SOD、加えてアントロキノノー

ルなどの多種多様な成分によるものだと考えられます。このことは単一成分だけを抽出して作る医薬品にはないメリットであり、サプリメントの持つ全身的な健康効果であると言えます。

抗がん剤に勝るとも劣らない全身への薬理効果

アントロキノノール含有エキスが持つ多彩な健康効果は、がんに関してもあてはまります。

がんという病気ではがん細胞ばかりに目が行きます。大きくなった、広がった、あるいは小さくなったなど病巣だけを注目してしまいますが、病んでいるのは患部だけではありません。がんになった患者さんその人全体が病んでいるのです。

がんは慢性病、生活習慣病ですので、がんとして発症するまでには、たくさんの原因の積み重ね（生活習慣）があります。

そうした原因の積み重ねを無視して病巣だけを除去しても、なかなか治癒にはいたりません。がんになる原因を正し、その人全体が抱える問題を解消しなければ、がんはいつまでもくすぶり続けます。

西洋医学がどれほど優れた技術を積み重ねてもがんを制圧できないでいるのは、患者さん全体を見ていないし、がんに至る原因を解決できないためではないでしょうか。

しかしアントロキノノール含有エキスのように、さまざまな角度から、さまざまな働きかけをすると、積み重ねた原因が少しずつ解決し、全身から自然に回復していくと考えられます。この働きは、抗がん剤にも勝るとも劣らない効果をもたらします。

サプリメントは、医薬品などの医学治療とは異なる薬理作用を持っています。それはがんを取り除くのではなく、がんからの回復を助ける働きです。

実は重要なヒト安全性臨床試験を全てクリア

最後にアントロキノノール含有エキスの安全性について付け加えておきます。

サプリメントとして人が摂取するものは、何より安全性が基本です。アントロキノノール含有エキスは、ベニクスノキタケの菌糸体を加工しますが、もともとは自然の生物です。生育環境が汚染されていれば、どんなに薬効のあるものでも有害になります。サプリメントの素材も、重金属や農薬、有害な化学物質などの汚染がないかどうか検査する必要があります。

そこでアントロキノノール含有エキスのヒトに対して行われた安全性試験を記載しておきます。

アントロキノノール含有のベニクスノキタケ菌糸体粉末の反復投与による安全評価研究

試験対象：健康な成人30名

試験方法：被験者30名に90日間、アントロキノノール含有エキスを1日2回経口投与し、測定値の平均変化を評価します。

評価項目：SGOT（AST）、SGPT（ALT）、アルブミン、グルコース、クレアチニン、尿酸、コレステロール、TG、γ-GT、アルカリホスファターゼ、総ビリルビン、D-Bil、BUN、TP、GLOとバイタルサイン（心拍、血圧、体温）

結論：90日間の摂取後も検査測定値は変化しませんでした。治験期間中、被験者のバイタルサインは正常で、全試験期間を通して、有害事象は発生しませんでした。このことから健康な成人が長期に渡り、毎日アントロキノノール含有のベニクスタケ菌糸体エキスを摂取しても安全であったことが示されました。

アントロキノノール含有エキスは、次のいずれの安全性試験においても異常や問題がなく、安心して摂取できるものであることが確認されました。

●残留農薬検査、
●重金属検査
●急性毒性試験
●変異原性試験（Ames試験）
●染色体異常試験
●小核試験
●亜急性毒性試験

注・変異原性試験とは遺伝子に変異を起こす性質（変異原性）があるかどうかを調べる試験。小核試験とは、細胞分裂の際に病的な核（小核）を生じさせる性質を調べる試験。染色体試験を含めて、いずれもがんと遺伝子に関わる試験。

第7章

アントロキノノール含有エキスに関するQ&A

サプリメント「アントロキノノール含有エキス」について

アントロキノノール含有エキスとは何ですか？

現在、アメリカで臨床試験が進んでいる抗がん剤から転用されたサプリメントです。その主成分であり、抗がん作用を持つのが「アントロキノノール」という物質です。

アントロキノノール含有エキスは、抗がん剤そのものではなく、その原材料を遡ってベニクスノキタケという台湾だけに生息するキノコから作られています。ベニクスノキタケの菌糸体を固形培養し、乾燥した後、エキスを抽出したのがアントロキノノール含有エキスです。菌糸体が1000キロあれば、そこからできるアントロキノノール含有エキスはわずか16ℓですが、ベニクスノキタケの有効成分はもれなく含んでいます。

Q アントロキノノール含有エキスには、どんな成分が入っているのですか？

A まず抗がん作用を持つアントロキノノールです。それからベニクスノキタケに含まれるβグルカンをはじめとする多糖類、トリテルペン類、ＧＡＢＡ（ギャバ、γアミノ酪酸《らくさん》とも呼ばれる）、エルゴステロール、ＳＯＤ（スーパーオキシドディスムターゼ）、核酸などです。

Q アントロキノノール含有エキスにはどんな効果があるのですか？

A 何と言ってもアントロキノノールの持つ抗腫瘍効果です。またβグルカンには免疫力を向上させる作用があります。トリテルペン類とＳＯＤには抗酸化作用があり、活性酸素を除去します。核酸には血行促進効果、エルゴステロールには骨を丈夫にする作用、ＧＡＢＡには抗ストレス効果があるとされています。この中でアントロキノノール、βグルカン、トリテルペン、ＳＯＤが揃うと、がんの発症や増殖の抑制に幅広い力を発揮してくれます。

アントロキノノール含有エキスは、ベニクスノキタケ全ての成分をぎゅっと凝縮したものなので、がんに特化した純粋なアントロキノノールとはまた違う効果が期待できます。肝臓を保護したり、炎症を抑えたり、疲労回復を助けたり、アレルギーなどの自己免疫疾患を改善したりと幅広い効果が期待できます。

がん治療では病院治療をしている方がほとんどだと思います。アントロキノノール含有エキスは、がん治療に伴う免疫力や体力の低下、疲労感、細胞レベルでの炎症など周辺症状の緩和が期待でき、治療の助けになると考えられます。

Q

アントロキノノール含有エキスは、1日にどれくらい飲めばいいでしょう。

A

アントロキノノール含有エキスは薬ではないので、はっきりした量は決まっていません。1日4〜12粒くらいを目安に、朝晩の食後に分けて飲む人が多いようです。安全性試験の結果では、かなり長期間、多く飲んでも問題はないという結果が出ています。また台湾での臨床試験では、薬理作用と摂取量は正比例する、つまり多く飲むと効果が上がるという結果が出ています。

Q

アントロキノノール含有エキスは抗酸化力が強いようですが、がん治療にはよくないのではないですか。

A

抗がん剤や放射線は活性酸素を大量に発生させてがん細胞を殺傷します。そのため活性酸素から細胞や組織を守る（抗酸化力の高い）物質は、治療の妨げになるという説があります。
ただし、抗酸化物質には多くのメリットがあるため、がん治療にはむしろプラスだという説もあります。心配な人は、がん治療の直前や直後は控え、その期間以外にしっかり飲むようにしてはいかがでしょうか。抗酸化物質はがん治療で受けたダメージを回復させるためにとても有用であり、抗がん剤の副作用軽減に働くのも抗酸化作用だと考えられています。

Q A

他の医薬品と一緒に摂取してもかまいませんか。

薬の飲み合わせは気をつけなければならない問題ですが、アントロキノノール含有エキスは、これまでいろいろな薬と一緒に摂取しても、特に問題は発生していません。これまで厚労省や関係省庁、関連団体から、アントロキノノール含有エキスが要注意食品として指摘を受けたこともありません。従って、薬と並行して摂取しても問題ないのですが、それぞれの吸収をよくするためにも、「薬と同時に飲む」のではなく、「薬とは時間をあけて飲む」とよいでしょう。

Q

アントロキノノール含有エキスは、安全性において問題はありませんか。農薬や有害金属などの汚染や添加物の問題はないでしょうか。

A

アントロキノノール含有エキスは、厳密なヒト安全性臨床試験をクリアしています。残留農薬検査、重金属検査、急性毒性試験、変異原性試験（Ａｍｅｓ試験）、染色体異常試験、小核試験、亜急性毒性試験なども全て問題なし、異常なしという結果が出ています。必要と考えられる安全性試験は全てクリアしています。

またアントロキノノール含有エキスの製造メーカーが、各種安全性、有効性の資料を提出、申請した結果、２０１５年5月4日、厚労省から「固体培養ベニクスノキタケ（アントロディア　カンフォラタ）の菌糸体」が「非医薬品リスト」に追加されました。このことはアントロキノノール含有エキスが、安全性において問題のない食品であると認められたことを意味しています。安心して服用していただけるものと考えられます。

アントロキノノール含有エキスの原材料について

Q

アントロキノノール含有エキスの原材料であるベニクスノキタケとはどんなキノコですか？

A

世界でも台湾だけに生息するキノコです。標高５００m以上の高山に自生する希少種で、学名は「Antrodia camphorata（アントロディア・カンフォラタ）」です。サルノコシカケ科のきのこであり、漢方素材でもあります。原産地では「樟芝《しょうし》」と呼ばれています。

クスノキの一種の牛樟樹《ぎゅうしょうじゅ》という木のみの洞に生えるため、数は少なく、近年は採集が厳しく規制されています。色は鮮紅色から褐色で、希少性から「森の宝石」などと呼ばれています。古来、台湾の人々にとって、肝臓や腎臓などの薬であり、伝統的な民間薬でした。がんをはじめ高い薬理作用が注目され、多くの大学や製薬会社が研究を重ね、多くの論文を発表しています。

これまでがんに効果のある「抗がんキノコ」、例えばサルノコシカケ、アガリクス、メシマコブ、カバノアナタケなど様々なものが登場しましたが、そうしたものの中でも、有効成分の豊富さでは群を抜く存在です。

また既に抗がん剤として臨床試験の最中であることからも、がんに対する薬理作用が特別な存在であることがわかります。

ベニクスノキタケにはどんな成分が入っているのですか？

これまでの研究の結果、ベニクスノキタケには次のような成分が入っていることがわかっています。

抗腫瘍効果のあるβグルカンをはじめとする多糖類、抗酸化作用の高いトリテルペン類、肝機能改善作用や血圧上昇抑制作用のあるγアミノ酪酸、同じく抗酸化作用で活性酸素を除去するSOD、老化防止に役立つ核酸、骨粗鬆症予防効果のあるエルゴステロールなどです。

そしてベニクスノキタケだけが含有している成分アントロキノノールです。この物質はベニクスノキタケを特殊な方法で発酵し、有効成分を凝縮しないと発現しないきわめて珍しい成分です。

他にもビタミンB類や食物繊維などが含まれています。

Q ベニクスノキタケの菌糸体が薬用に使われているそうですが、菌糸体とは何ですか。なぜキノコそのものを使わないのですか？

A

キノコは動物でも植物でもなく「菌類」に属しています。キノコは、食用にするカサや軸の部分を子実体、木や土に根付く根っこの部分を菌糸体といいます。菌糸体がキノコ本来の本体であり、この部分に様々な有効成分がぎっしり詰まっています。

菌糸体の方が水分も少なく、有効成分が効率よく取り出せるというメリットがあるので、菌糸体を加工しているのです。

Q ベニクスノキタケには、どんな健康効果があるのですか？

A

現在最も注目されているのはがんに対する効果です。ベニクスノキタケに含まれているβグルカンやトリテルペン類、ＳＯＤなどは、いずれもがんの発症や増殖を抑え、免疫力を高めてがんを排除する作用があることがわかっています。

なかでもアントロキノノールという成分は、がんの増殖を抑えて自然死（アポトーシス）させるという理想的な抗がん作用を持っています。ただしこの成分は、ベニクスノキタケの菌糸体に特殊な発酵培養という加工を加えないと発現しない物質であることから、こうした技術を持ち、特許を持つ企業だけが製造しています。

他にもベニクスノキタケに含まれている成分には、老化防止、疲労回復、肝機能の向上、炎症抑止、動脈硬化の防止と改善などがあります。さらに免疫力を高めるだけでなく、アレルギー疾患を改善するなど過剰な免疫反応を抑える働きもあります。

AQ

アントロキノノールの抗がん剤について

アントロキノノールとは何ですか？

アントロキノノール（Antroquinonol）とは、台湾原産のキノコ、ベニクスノキタケから世界で初めて発見・抽出された成分です。化学的にはシクロヘキサンケトン化合物で、全く新しい低分子構造を持っています。

台湾の製薬メーカーが、ベニクスノキタケ菌糸体から独自の製法で培養し、成分を凝縮していく過程で抽出された成分で、1000キロのベニクスノキタケ菌糸体からわずか1ℓしか取り出すことができません。この製造技術を持つ一企業だけが特許を取得しており、製造することが可能になっています。

その後アントロキノノールは、様々ながんに効果があることがわかり、現在がんの新薬として研究開発が進められています。既に膵がん、非小細胞肺がんの臨床試験がアメリカと台湾で進んでおり、抗がん剤として臨床現場に登場する日は近いと考えられています。

Q アントロキノノールは、どうしてがんに効果を発揮するのですか?

A がん細胞の多くは、細胞分裂が止まらず無限に増殖を繰り返す性質を持っています。その理由の一つが、細胞増殖のスイッチと言われるRasタンパクです。アントロキノノールは、このタンパク質のスイッチをオフにすることによってがん細胞の増殖を止めるため、細胞は自然に死滅します。正常な細胞には全て寿命があり、それは遺伝子に書き込まれています。寿命がくると細胞は自然に死んでいきます。これをアポトーシスといいますが、がん細胞はその機能が壊れているので、無限に増殖を繰り返しています。アントロキノノールは、そうしたがん細胞を自然死に導くアポトーシス作用で抗腫瘍効果を発揮するのです。

またアントロキノノールは、がん細胞が細胞周辺で起こす炎症を止める働きを持っています。炎症は細胞分裂を促進するので、がん細胞にとっては好都合な環境となります。アントロキノノールは炎症細胞に入り込んで、炎症性サイトカインの産生を妨げるため炎症はおさまり、間接的にがんの増殖を妨げます。

Q アントロキノノールはどんながんに効果があるのですか？

A これまでヒトを対象とした臨床試験で、肺腺がん、肺大細胞がん、乳がん、膵がんなどでのがんの抑制効果が確かめられています。

また動物実験の段階では、ラットを使った試験で乳腺がんに抑制作用があることが観察されています。

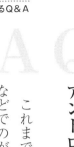

アントロキノノールの抗がん剤は存在しますか。抗がん剤である以上、副作用はあるのでしょうか？

まだ医薬品として医療現場で使われてはいませんが、現在アメリカと台湾で、非小細胞肺がんと膵がんの新薬として、承認に向けての臨床試験に入っています。医薬品化に向けての臨床試験は、通常Ⅰ相試験、Ⅱ相試験、Ⅲ相試験という3段階があり、アントロキノノールは非小細胞肺がんに関してはⅡ相試験をクリアし、第Ⅲ相試験の準備段階です。膵がんでは第Ⅱ相試験の段階です。

このうち膵がんは、最も治癒の難しい難治性のがんで、効果的な抗がん剤はほとんどないとされています。アメリカではがんによる死亡原因の第4位です。

膵がんの特徴の1つに、その90％が細胞の増殖スイッチであるＲａｓタンパクに異常がみられるため、これをオフにする働きを持つアントロキノノールに対する期待は非常に高いようです。

アントロキノノールの抗がん剤のすぐれたところは、副作用が少ないことです。

多数のがん細胞（脳腫瘍、リンパ腫、白血病、肺がん、乳がん、肝臓がん、膵臓がん、胃がん、直腸がん、前立腺がんおよび膀胱がん等）に対しては抗がん作用があること、一方正常な組織細胞に対しては全身毒性を有さないとされています。

Q アントロキノノールの抗がん剤がオーファン・ドラッグの認可を受けたそうですが、オーファン・ドラッグとは何ですか？

A オーファン・ドラッグ（Orphan Drug ＝ＯＤ）とは、アメリカではその病気の患者が20万人以下と少なく、未だ有効な治療法がなく、必要性の高い薬であること。そしてその有効性が認められ、開発の可能性が高い医薬品であることをＦＤＡが認めたものを指します。

認可が下りると開発費用として補助金が与えられ、税制上も優遇されます。医薬品が完成したあかつきには、特別承認による7年間独占的薬品販売権を取得することができるなど、特別な待遇を与えられます。

そのくらい希少疾病用医薬品（ＯＤ）は期待がかけられ、待ち望まれている薬だということが言えます。

アントロキノノールの抗がん剤は、いくつかのがんに対する希少疾病用医薬品（ＯＤ）の認定を取得し、ヒトを対象とした臨床試験が進んでいます。

日本にもオーファンドラッグの制度があり、（アントロキノノールは申請していませんが）厚労省の認可の下、様々な医薬品の研究開発が進められています。日本の場合は患者数が５万人未満の稀な病気の医薬品が対象となっています。

Q アントロキノノールの安全性に関しては問題ありませんか。

A まずヒトに対しては、90日間の経口投与による安全性試験を行っており、全く問題なしという結果になっています。

少しややこしいですが、整理すると、アントロキノノールはベニクスノキタケの抗がん成分そのもののことであり、それが医薬品化されたのが抗がん剤、アントロキノノール含有エキスはベニクスノキタケの菌糸体を培養して製造されたサプリメントです。それぞれに関して安全性試験は徹底して行われています。

アントロキノノールの抗がん剤が日本で使われるのは、いつ頃になるでしょうか。

アントロキノノールの抗がん剤は、現在アメリカと台湾で臨床試験が行われているので、この国々で使われる日は近いと考えられます。しかしそれが日本の医療現場で使われるには、基本的には日本人を対象とした臨床試験を経なければなりません。これは医薬品に関する法律で定められていることです。

欧米人と日本人では体格に違いがあり、人種によっても体内の酵素に違いがあります。「海外旅行に行った先で飲んだ薬が合わなかった」というのはよくあることで、医学的にも当然なことです。日本で未承認の薬を個人輸入で使う人が増えているようですが、体格や体質の違いを考えるとリスクがあるのでやめた方がいいでしょう。

従って残念ですが、アントロキノノールの抗がん剤が日本の医療現場で使われるのは、何年も先になると考えた方がよいでしょう。

あとがき

医療を賢く活用する

本書の第1章に、アントロキノノール含有エキスを使っておられる方たちにたくさんご登場いただきました。臨床試験に参加された方も多いのですが、実際に取材・掲載させていただいた方もおられます。さらにアントロキノノール含有エキスの効果を感じながらも、実は掲載を断られた方もたくさんおられます。

全ての方をご紹介できないのは大変残念ですが、がんに限らず病気に関することは、極めて個人的でプライバシーに関わることです。また仕事やお立場の関係もあり、公表は避けたいというお気持ちは納得できるものでした。

みなさん、非常に理性的で、ご自身の病気とがん治療の現状をとてもよく理解しておられます。医療の知識も深く、昔のように、医者の言いなり、治療の中身も薬のこともよく知らない、という方はひとりもおられませんでした。

補完代替療法についてもよく吟味し、上手に選んでおられます。アントロキノノール含有エキスについても、理解の深さに驚かされました。

全ての方ががん治療を受けながら、並行してアントロキノノール含有エキスを使っておられました。そうしてその目的通りの効果を得ておられました。

標準治療を絶対のものとし、それ以外は治療の妨げになると声高に語る人もいますが、取材した限り、補完代替療法だけでがんが治ると考えている人はほとんどいないと思います。

再発や転移、希少がんなどかなり難しいがんであっても回復し、お元気になられているのは、がん治療と補完代替療法を上手に選択し、ご自身にとって最良の方法を構築しておられるからだと思います。病院を選び、医師を選び、治療法を選び、補完代替療法を選ぶ。これが自然に出来上がった統合医療です。これからはさらに患者さん主体のがん治療になり、賢く医療を活用する人が増えていくことでしょう。

今回、取材にご協力いただいたみなさん、ありがとうございました。感謝の言葉を述べて本書のあとがきとさせていただきます。

◉ 監修者プロフィール

前山 和宏（まえやま・かずひろ）

医師／メディアートクリニック院長

1990年 4月　日本大学医学部卒業。医師国家試験合格
1990年 5月　財団法人天理よろづ相談所病院
総合診療教育部 研修医
1992年 5月　国立東京第二病院（現、東京医療センター）
総合診療科・消化器科 レジデント
1995年 5月　特定医療法人 慈敬会 府中医王病院
内科・在宅医療部 医員
1998年 5月　医療法人社団 同友会クリニック 院長
1999年 5月　医療法人社団 東仁会
高尾駅前クリニック 院長
2004年 4月　前山クリニック 院長
2010年 4月　メディアートクリニック 院長
2012年 4月　医療法人社団鳳龍会 メディアートクリニック 理事長・院長

◉ 著者プロフィール

木下カオル（きのした・かおる）

医療ジャーナリスト

1959年生まれ。出版社勤務を経てフリーランスのジャーナリストとなる。リウマチや糖尿病などを始めとした生活習慣病やがんなどをテーマに健康、医療分野の執筆活動を展開中。

本書を最後までお読みいただきまして
ありがとうございました。

本書の内容についてご質問などございましたら、
小社編集部までお気軽にご連絡ください。

平原社編集部
TEL:03-6825-8487

再発・転移
治療が難しいがんがなぜ治ったのか？

二〇一八年十月三十一日　第一版第一刷発行
二〇二一年八月一〇日　第一版第三刷発行

監　修　前山和宏
著　者　木下カオル
発行所　株式会社　平原社
東京都新宿区喜久井町三四番地　九曜舎ビル三階
（〒一六二－〇〇四四）
電　話　〇三－六八二五－八四八七
ＦＡＸ　〇三－五二九六－九一三四
印刷所　ベクトル印刷株式会社

ISBN978-4-938391-65-2